치매 완전 정복

치매완전정복

발행일   2023년 2월 3일

지은이   박우동
펴낸이   손형국
펴낸곳   (주)북랩
편집인   선일영   편집   정두철, 배진용, 김현아, 윤용민, 김가람, 김부경
디자인   이현수, 김민하, 김영주, 안유경   제작   박기성, 황동현, 구성우, 권태련
마케팅   김회란, 박진관
출판등록   2004. 12. 1(제2012-000051호)
주소   서울특별시 금천구 가산디지털 1로 168, 우림라이온스밸리 B동 B113~114호, C동 B101호
홈페이지   www.book.co.kr
전화번호   (02)2026-5777   팩스   (02)3159-9637

ISBN   979-11-6836-713-5 13510 (종이책)   979-11-6836-714-2 15510 (전자책)

(주)북랩 성공출판의 파트너

북랩 홈페이지와 패밀리 사이트에서 다양한 출판 솔루션을 만나 보세요!

홈페이지 book.co.kr   •   **블로그** blog.naver.com/essaybook   •   **출판문의** book@book.co.kr

작가 연락처 문의 ▸ ask.book.co.kr

작가 연락처는 개인정보이므로 북랩에서 알려드릴 수 없습니다.

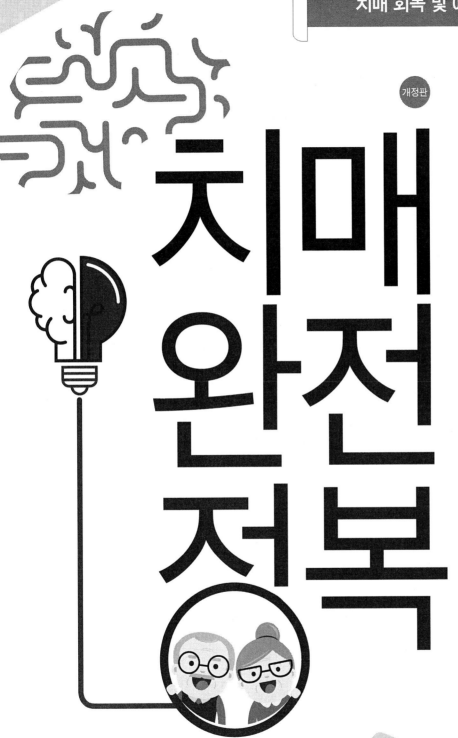

사칙연산만 알면 누구나 할 수 있는
치매 회복 및 예방 프로그램

개정판

치매 완전 정복

박우동 지음

북랩

우리나라에도 치매 환자가 점점 늘어나고 있으며 앞으로는 그 수가 더욱 더 증가할 전망이다. 치매를 앓게 되면 본인으로서는 사회활동이 단절되고 경제적으로 어려워질 뿐만 아니라 치매가 더 진행되면 스스로 생활할 수조차 없게 된다. 그와 동반해서 주변 사람들도 여러 가지로 힘들 수 있다.

아는 사람의 이름이 잘 기억나지 않는다.

지갑이나 열쇠 등을 둔 곳을 몰라서 찾는 일이 늘어난다.

약속을 잡고서 날짜를 깜박하거나 하려던 일이 무엇이었는지 기억이 잘 나지 않는다.

이런 증상 외에도 몇 번이고 같은 질문을 반복한다면 치매를 의심해 봐야 한다. 건망증 정도로 치부하고 방치하면 돌이킬 수 없는 상황에 처할 수도 있는 만큼, 대처 시기를 놓치지 말아야 한다.

통계청에서 발표한 장래 인구 추계를 보면 우리나라는 이미 고령화 사회에 진입하였다. 고령 인구 비중은 2036년경에는 약 30%, 2051년에 이르면 약 40%를 초과할 전망이다.

이와 더불어서 치매 환자도 늘어나게 되어 있다.

중앙치매센터에서 발표한 보도자료인 「2016년 전국 치매 역학 조사 결과 발표」(2018년 12월 31일 발표)의 장래 치매 환자 추계를 보면 2039년경에는 치매 환자 수가 약 200만 명에 달할 것으로 전망하고 있다. 2018년을 기준으로 65세 이상 노인의 치매 유병률은 10.2%(환자 수 75만 명: 남성 27.5만 명, 여성 47.5만 명), 경도 인지 장애 유병률은 65세 이상 노인에서는 22.6%(환자 수 166만 명: 남성 57만 명, 여성 109만 명)로 추정되었다.

치매 위험 인자를 보면 60~64세에 비해서 치매 위험이 75~79세는 약 5.8 배, 80~84세는 약 17.5배, 85세 이상은 약 35.2배, 여성 약 1.9배, 무학 약 4.2배, 문맹(읽기 불능 약 5.9배, 쓰기 불능 약 10.1배), 빈곤 약 4.7배, 배우자 부재(사별 약 2.7배, 이혼·별거·미혼 약 4.1배), 우울 약 4배, 두부 외상은 약 2.4배 정도 치매 위험이 높았다.

운동량이 중강도 이상인 규칙적인 사람은 그렇지 않은 사람에 비해서 치매 위험이 0.3배 정도 낮은 경향을 보였다.

1. 치매는 충분히 회복될 수 있고 확실하게 예방할 수 있다

상기 통계 자료들은 환경이 열악할 시에는 그렇지 않은 사람보다 치매에 걸릴 확률이 높다는 것을 시사한다.

또한, 지금까지의 연구 결과들에 따르면 유전에 의해서 치매가 발병할 확률은 극히 낮은 것으로 보인다.

즉, 유전보다는 생활 습관이 보다 더 영향을 미친다고 보고 있다. 나쁜 습관은 일차적으로 치매의 발병에 영향을 줄 뿐만 아니라 이런 나쁜 습관 중에서 일부는 다른 신체적 질환(심장병, 당뇨병 등)을 일으키고 이 질환들이 이차적으로 치매에 영향을 주기 때문에 생활 습관이 치매의 발병에 미치는 영향은 절대적이라고 보아도 과언이 아니다.

이는 치매 환자가 환경과 생활 습관을 바꾸고 지속해서 인지 활성화 활동을 유지해 간다면 치매를 개선하는 데 절대적으로 효과가 있다는 의미로 해석할 수 있다. 이를 뒷받침하는 외국 연구들은 환경과 생활 습관을 바꾸고 지속적으로 인지 활성화 활동을 유지해 간다면 붕괴된 정보 네트워크가 새로운 통로의 연결에 의해서 복원될 수 있다고 주장한다.

알츠하이머(Alzheimer) 치매에서는 증상이 없는 단계에서 베타 아밀로이드 축적 등에 의해서 뇌의 변성이 시작되고 좀 더 진행되어서 증상이 나타나면 바로 치매가 되는 것이 아니고 경도 인지 장애를 거쳐서 좀 더 진행되면 치매를 유발하게 된다. 대부분 그 속도는 매우 느리다. 20년 이상 걸릴 수도 있다.

그뿐만 아니라 경도 인지 장애로 진단받아도 진단자 전원이 치매가 되는 것은 아니다. 치매로 진전하는 비율은 외국 문헌에 의하면 그 비율이 연간 약 5~15%로 보고되어 있고, 또한 인지 기능이 원래대로 되돌아오고 그 후의 검사에서 정상으로 판정받는 사람도 있다. 그 비율은 연간 약 14~44%나 된다. 이 또한 조기 대처의 필요성을 일깨워 준다.

따라서 건강한 생활 습관과 인지 활성화 활동을 지속해서 유지해 간다는 것은 확실하게 치매의 발병을 예방할 수 있는 방법이 될 뿐더러 치매 환자의 경우에도 어느 정도 회복될 수 있는 가능성을 열어 준다.

본서는 치매의 유형과 증상 그리고 어떻게 해서 치매가 회복될 수 있고 또 어떻게 하면 확실하게 예방할 수 있는지와 치매를 회복시키고 예방하는 데 도움이 되는 치매와 관련된 생활 습관, 인지 활성화 프로그램을 다룬다. 본서에 수록된 인지 활성화 프로그램이 끝나고서도 치매 예방과 회복을 위해서는 인지 활성화를 계속하는 것이 필요하므로 그러기 위해서 "기억력 회복과 건망증 탈출" 시리즈1, 2, 3, 4권(북랩)이 준비되어 있다. 이를 이용한다면 이외의 효과를 거둘 수 있다.

2. 인지 활성화 프로그램은 어떻게 구성되어 있나?

인지 활성화 프로그램은 계산 문제, 추리 문제(숫자 퍼즐), 암기 문제로 구성되어 있다. 자극의 수준을 조절해서 적절한 자극과 조화로운 균형을 기하고 있다.

기능 검사(speed check)가 연습 시작 전과 6회(일)의 연습 후에 배치되어 있다.

반드시 연습을 시작하기 전에 한 번 시행하고 그다음에는 6회가 끝나기 전에 하지 말고 반드시 6회가 끝날 때마다 시행해야 한다.

스피드 체크 시에는 초까지 잴 수 있는 시계나 스톱워치를 준비해서 걸린 시간을 재서 기록하고 그 기록을 권말 기록란에 다시 기록해서 그래프로 그려 보면 1개월 동안 얼마만큼 변화가 생겼는지 스스로 파악할 수 있다.

계산 문제, 추리 문제(숫자 퍼즐), 암기 문제를 푸는 동안에는 굳이 시간을 재지 않아도 무방하다. 결과가 스피드 체크에 반영되기 때문이다.

초기에는 뇌 기능 향상이 빠르게 일어나다가 중간에 침체기(잠재적 준비기)를 겪는 경우도 있다. 그러나 실망하지 말고 꾸준히 계속하다 보면 어느 날 갑자기 다시 비약하는 경우를 볼 수 있다.

3. 인지 활성화 프로그램의 사용 방법

1) 기능 검사(speed check)

기능 검사는 [숫자 읽기], [색채 읽기], [숫자 계산]으로 구성되어 있다.

[숫자 읽기]는 숫자를 숫자(4-사, 5-오, 7-칠, 3-삼)로 소리 내어 읽고 걸린 시간을 기록한다.

[색채 읽기]는 숫자로 읽지 말고 색채(5-빨강, 6-파랑, 7-노랑, 4-빨강, 7-빨강, 8-검정, 6-초록, 4-보라)로 읽고 걸린 시간을 기록한다.

[숫자 계산]은 이웃(옆)한 숫자와 숫자를 더해서 십 자릿수는 제외하고 한 자릿수만(4+7이면 11이지만 1만 표기, 8+9는 17이지만 7만 표기) 숫자 사이에 기록하고 마지막까지 끝내고서 그 시간을 기록한다.

⑩ 3 8 9 5 3 7 8의 경우, 3과 8 사이에 1을, 8과 9 사이에 7을, 9와 5 사이에 4를, 5와 3 사이에 8을, 3과 7 사이에 0을, 7과 8 사이에 5를… 하는 식으로 이와 같이 기록해 간다.

　1 7 4 8 0
3 8 9 5 3 7 8 7 9 6 4 8 7 5 8 9 4 3 9 4 6 7 4 6 7 1 7 4 8 0 5 5 6 5 7 5 8 4 7 6 8 7 3 8 5 9 3 7 8 6 8 6 4 8 7 5 4 3 9 4 5 9 4 6 8 4 9 5 7 7 8 5 3 6 9 5 7 6 4 4 6 9 3 5 6 4

2) 계산 문제

계산 문제는 숫자와 기호(+, -, ×, ÷)로 이루어져 있고 나머지가 없는 만큼 정수나 기호로 기록하면 된다. 계산 문제의 정답은 권말에 제시되어 있다.

3) 추리 문제(숫자 퍼즐)

5개 칸과 7개 칸으로 구성되어 있다.

5개 칸의 경우는 1 2 3 4 5의 숫자를 가로, 세로로 중복되지 않게 순서에 상관없이 공란에 기입한다.

7개 칸의 경우에는 1부터 7까지 일곱 개의 숫자 중에서 맞는 숫자를 기입한다. 가로든, 세로든 두 개의 공란부터 해결해 가면 끝까지 할 수 있다. 추리 문제의 정답은 권말에 제시되어 있다.

4) 암기 문제

제시된 단어(27개 단어)를 5분간 외운 다음 종이로 가리고 기록란에 생각나는 단어를 전부 5분 이내에 기록한다.

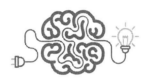

목 차

제5장. 인지 활성화 프로그램

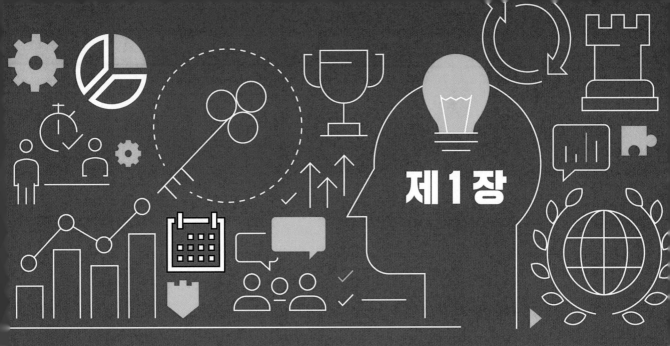

제1장

치매 이해에 도움이 되는 생물학적 기초 지식

치매를 쉽게 이해하기 위해서는 간단한 생물학적 기초 지식이 필요하다. 뇌의 몇 가지 기관과 기제들을 알면 치매와 몇 가지 질환들, 행동 장애들을 이해하는 데 도움이 된다.

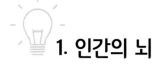

1. 인간의 뇌

인간의 뇌는 중심핵(central core), 변연계(limbic system), 대뇌반구들(central hemispheres)로 구성되어 있다.

중심핵 중에서 소뇌는 균형과 운동 조정에 주로 관여한다. 시상은 감각 기관들로부터 오는 메시지의 교환대이다. 시상하부(시상 아래에 위치)는 내분비 활동과 신진대사, 체온 조절과 같은 생명 유지 과정을 조절한다.

변연계는 진화에 의해서 발달된 기관으로 포유류에서만 완전하게 발달해 있다. 기본적인 욕구를 충족시키는 활동과 정서에 관계되어 있다. 변연계의 한 부분인 뇌 해마(hippocampus)는 기억에서 특별한 역할을 담당한다.

뇌간은 생명을 유지하는 데 빠져서는 안 될 호흡이나 혈액 순환, 혈압 등을 맡고 있다. 여기가 변성된 치매도 있다.

대뇌를 덮고 있는 외부 세포층인 대뇌피질은 고등 정신 과정의 중추로서, 바로 여기서 감각들이 등록되고 수의적 활동들이 개시되며 의사 결정이 내려지고 계획이 세워진다.

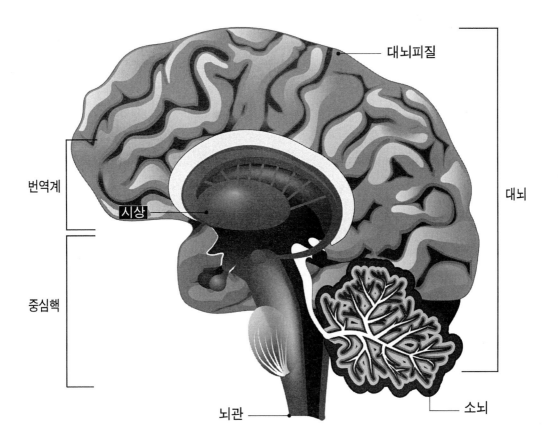

인간의 뇌

중심핵 중에서 소뇌는 균형과 근육의 조정을 조절한다. 시상은 시각, 청각, 촉각 및 미각의 감각 수용기에서 오는 정보를 대뇌로 전달한다. 대뇌를 덮고 있는 외부 세포층인 대뇌피질은 고등 정신 과정의 중추로서, 바로 여기서 감각들이 등록되고, 수의적인 활동들이 개시되며, 의사 결정이 내려지고, 계획들이 세워진다.

제1장 치매 이해에 도움이 되는 생물학적 기초 지식

대뇌는 좌반구와 우반구로 구분되며 각 반구가 하는 역할이 다르다. 좌반구에는 언어 중추가 있다(오른손잡이들은 언어 중추가 좌반구에 있고, 왼손잡이도 대다수는 좌반구에 언어 중추가 있지만, 몇몇 왼손잡이는 언어 중추가 우반구에 있거나 좌우 반구에 나누어져 있다). 따라서 언어와 수학적 계산을 조정한다. 우반구는 간단한 언어만을 이해할 수 있다. 우반구의 주기능은 공간 구성과 형태 감각인 것으로 보고 있다. 양 반구는 뇌량(corpus callosum)으로 연결되어서 뇌량을 통해서 정보가 각 반구로 전달되고 정상인의 뇌는 통합된 전체로 작용한다.

각 반구는 4개의 엽(lobe)으로 구분된다. 즉, 전두엽(사람의 뇌에서 잘 발달해 있는 부위로 운동을 맡고 있는 운동 영역과 언어적 음성의 산출에 관계되는 'Broca'의 영역 그리고 인지, 사고, 판단, 기억, 행동의 제어 등 고차의 통합 기능을 맡고 있는 전두연합 영역이 있다), 두정엽(피부나 관절 근육에서의 정보 처리를 맡고 있는 체감각 영역이 존재하고 공간이나 신체의 인식에도 관여한다), 후두엽(시각 영역이 존재한다. 일부 치매는 후두엽의 혈류가 저하해서 발생하기도 한다. 후두엽에 문제가 있을 때는 실제로는 없는 물체가 보이는 환시의 증상이 나타난다), 측두엽(청각을 맡고 있는 청각 영역과 언어의 의미 이해를 맡고 있는 'Wernicke'의 영역이 존재한다. 물건이나 사람의 얼굴 인식을 맡고 있는 측두연합 영역도 존재한다)이다. 이러한 엽들 사이의 구분은 다음과 같다. 전두엽은 중심열(central fissure)에 의해서 두정엽과 분리되어 있고, 후두엽은 뇌의 뒷부분에 있으며, 측두엽은 뇌의 측면에 있는 깊은 고랑인 측열(lateral fissure)에 의해서 구분된다.

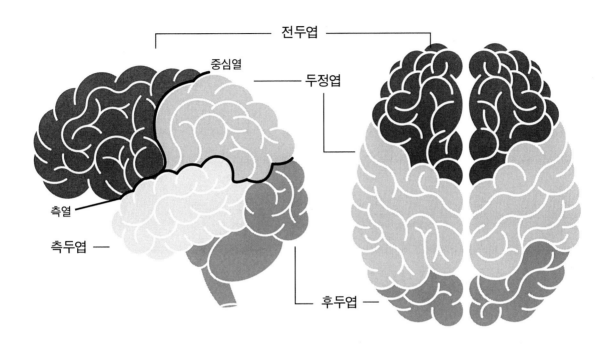

좌측 피질의 4개의 엽들

좌측 피질의 4개의 엽들- 중심열과 측열은 피질의 엽들을 분리시키는 경계선이 된다.

2. 피질의 영역과 그 기능

대뇌는 어떤 생명체보다도 인간에게서 고도로 발달해 있다. 대뇌를 둘러싸고 있는 약 3㎜ 두께의 뉴런들(neurons)의 층을 대뇌피질(cerebral cortex)이라고 한다. 대뇌피질은 더욱 복잡한 정신 활동이 일어나는 곳이다.

피질의 각 영역은 운동 영역(신체의 수의적 운동을 조절), 체감각 영역(열, 냉, 촉 및 신체 운동감), 시각 영역(시각), 청각 영역(청각), 감각계도 아니고 운동계도 아닌 나머지 피질은 연합 영역들로 이루어져 있다. 이들 연합 영역들은 기억, 사고, 언어에 관여하고 있으며, 인간 피질의 가장 큰 영역을 차지한다.

체감각 영역과 운동 영역의 신경 섬유들은 대부분 신체의 반대쪽으로 교차되어 있다. 따라서 신체의 우측에서 오는 감각 충격(정보)들은 좌측의 체감각 피질로 가고, 좌측에서 오는 감각 충격은 우측 체감각 피질로 간다. 우측 손과 발의 근육들은 좌반구의 운동 피질에 의해서 통제되고 좌측 손과 발의 근육들은 우반구의 운동 피질에 의해서 통제된다.

좌반구의 전두엽에 속해 있는 'Broca'의 영역이 손상된 사람들은 단어들을 정확히 발음하는 데에 어려움을 느낀다. 느리고 힘들게 말한다. 이들의 말은 흔히 의미는 제시해 주지만, 단지 핵심 단어들만을 포함하고 있다. 형용사들, 부사들, 관사들 및 접속사들이 누락되기 쉽다. 그러나 이러한 사람들은 구어나 글로 된 언어를 이해하는 데는 아무런 곤란이 없다.

좌반구의 측두엽에 속한 'Wernicke'의 영역이 손상된 사람들은 단어들을 이해하지 못한다. 들을 수는 있으나 그것들이 갖는 의미를 알지 못한다. 'Wernicke'의 영역은 청각 부호들과 단어들의 의미들이 저장된 곳이다.

만일 한 단어가 말로 표현되려면 그것의 청각 부호는 'Wernicke'의 영역에서 활성화되어 'Broca'의 영역으로 전달된 후 그곳에서 이에 대응하는 발성 부호를 활성시키는 형태로 나타난다.

말한 단어가 이해되기 위해서는 다음과 같은 과정을 거친다. 들은 소리(단어)는 청각 피질로부터 'Wernicke'의 영역으로 전달되고 이곳에서 그 단어의 말로 된 형태가 그 단어의 청각 부호와 짝지어진다. 그러면 그것은 단어의 의미를 활성화시킨다. 글로 된 단어가 제시되면 이것은 처음에는 시각 피질에 등록되었다가 각회(angular)로 중계되며 그 단어의 시각적 형태와 'Wernicke'의 영역에 있는 청각 부호가 발견되면 그에 맞춰서 그 단어가 의미를 갖게 된다. 따라서 단어들의 의미는 'Wernicke'의 영역에 있는 그것들의 청각적 부호들에 따라 저장된다. 'Broca'의 영역은 발성 부호들을 저장하며, 각회는 한 단어의 글로 된 형태를 그것의 청각 부호에 맞춰서 짝지어 준다.

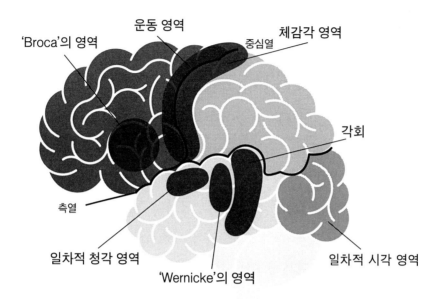

운동 영역

'Broca'의 영역

체감각 영역

중심열

각회

측열

일차적 청각 영역

'Wernicke'의 영역

일차적 시각 영역

좌측 피질에서의 영역들

좌측 피질에서의 영역들-피질의 많은 영역은 운동을 일으키고 감각 입력을 분석하는 데 관여한다. 이들 영역은 뇌의 양쪽에 있으며 잘 발달한 피질을 가진 모든 종에 있다. 다른 영역들은 더욱더 전문화되어 있고 흔히 뇌의 한쪽에서만 발견되며 인간에게만 있다. 'Broca'의 영역과 'Wernicke'의 영역은 언어의 산출과 이해에 관여하고 있으며 각회는 한 단어의 시각적 형태와 그 청각적 형태를 짝짓는 데에 관여한다. 이들 기능은 인간의 뇌의 좌측에만 있다. 인간의 뇌의 우측은 이 그림에는 제시되어 있지 않은데, 복잡한 시각적 장면들과 몇 가지 음악적 지각 측면의 분석을 포함하는 그 자체의 전문화된 기능을 가진다.

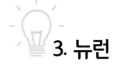

3. 뉴런

인간의 뇌는 무수히 많은 신경계의 기본 단위인 뉴런들(neurons)이라고 불리는 전문화된 세포로 구성되어 있다. 비록 뉴런들은 각자가 수행하는 전문화된 일에 따라서 그 크기와 모양이 현저하게 다르지만, 어떤 공통 특징들을 가지고 있다.

세포체에서 뻗어 나간 것은 수상 돌기(dendrites)라고 하는 여러 개의 짧은 가지들이다. 수상 돌기들은 인접한 뉴런들로부터 신경 충격(정보)을 받는다. 한편으로 이들 메시지는 축색(axon)에 의해서 다른 뉴런들로 전달된다. 축색의 끝부분에는 축색 종말들(axon terminals)이라고 불리는 작은 종말들의 한 배열이 있다. 축색 종말들과 수상 돌기들 간에는 약간의 간격이 있다. 이 접합점은 시냅스(synapse)라고 불리며 이 간격 자체는 시냅스 간격(synaptic gap)이라고 불린다.

어떤 신경 충격이 축색을 따라서 이동하고 축색 종말에 도달할 때 그것은 신경 전달 물질(neurotransmitter)이라고 불리는 어떤 화학 물질의 분비를 자극한다. 신경 전달 물질은 시냅스 간격을 건너가서 인접한 뉴런을 자극해서 한 뉴런에서 다른 뉴런으로 충격(정보)을 이동시킨다.

신경(nerve)은 수백이나 수천 개의 뉴런에 속하는 한 다발의 길게 늘어진 축색들이다.

제1장 치매 이해에 도움이 되는 생물학적 기초 지식

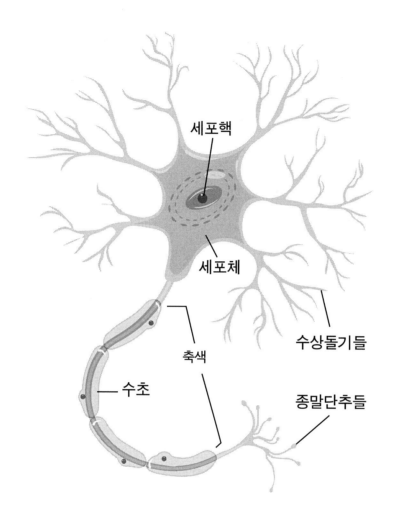

세포핵

세포체

수상돌기들

축색

수초

종말단추들

뉴런

한 뉴런을 이상화시킨 그림이다. 수상 돌기들이나 세포체의 자극은 전기 화학적인 신경 충격을 일으켜서 축색을 따라서 축색 종말들에 이르게 한다. 수초는 모든 뉴런의 축색을 덮고 있지는 않다. 이것은 신경 충격의 속도를 증가시키는 데 도움을 준다.

4. 신경전달 물질들

　인간에게는 60개 이상의 상이한 신경 전달 물질들이 존재하며 이것이 인간의 생각과 감정 그리고 행동에 서로 다른 영향을 미치게 된다. 신경 전달 물질은 시냅스 낭에서 방출되는 화학 물질로써 시냅스 공간을 넘어서 다른 뉴런에 영향을 미치며 뉴런과 뉴런 간의 정보 소통을 담당한다. 다양한 신경 전달 물질이 존재하지만, 그에 맞는 특정 수용기에만 결합한다. 아세틸콜린(acetylcholine)은 가장 보편적인 신경 전달 물질이다.

　아세틸콜린은 뇌와 척수의 많은 시냅스에서 발견되고 있다. 이것은 새로운 기억들의 형성에 관한 역할을 하는 뇌 해마 영역에서 우세하다. 알츠하이머 치매 환자들은 아세틸콜린을 생산하는 세포가 퇴화되어서 아세틸콜린 생산이 감소한다. 뇌가 아세틸콜린을 더 적게 생산할수록 알츠하이머 증세는 더 심해진다.

　아세틸콜린 외에도 도파민(dopamine)은 내분비계를 통제하는 부위의 기능에 관여한다. 과잉 공급 시에는 조현병(정신분열증, schizophrenia)을 일으키고 부족 시에는 파킨슨병(Parkinsons disease)과 같은 운동 장애를 유발한다. 세로토닌(serotonin)은 기분, 배고픔, 수면, 각성과 정서를 포함한 모든 행동을 사실상 억제시키는 신경 전달 물질이다. 공급 부족 시에는 우울증이 나타난다. 글루타메이트(glutamate)는 기억에 관여하는 신경 전달 물질로써 공급 과잉 시에는 두뇌를 흥분시켜서 편두통이나 경련을 초래한다. 감마아미노낙산(Gamma Amino Buytyric Acid, GABA)이 감소하게 되면 흥분과 억제의 균형이 깨지면서 뇌 전체가 과잉 흥분 상태로 들어가고 그 결과로 경련, 떨림, 불안 증가와 간질처럼 행동 발작을 일으키기도 한다. 또한, 감마아미노낙산은 불면증과 관련되어 있다. 명상하면 'GABA'가 감소하여 심리적으로 안정 상태를 이끈다. 이 밖에도 다수가 있다.

23　　　제1장 치매 이해에 도움이 되는 생물학적 기초 지식

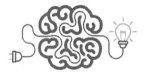

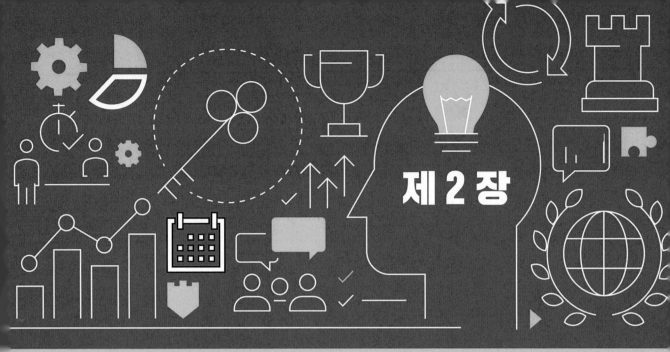

제 2 장

치매의
분류와 특징

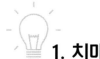

1. 치매의 정의

뇌는 신경계의 기본 단위인 뉴런들이라고 불리는 전문화된 세포로 구성되어 있고 이 신경 세포(뉴런)에 의해서 거대한 정보 네트워크를 만들고 있다. 뉴런은 기억뿐만 아니라 사고, 판단, 기획 실행 등의 고도의 인지 기능을 맡고 있다. 이러한 인지 기능이 몇 가지 원인에 의해서 지속해서 떨어져 원래는 지적 수준이 정상적이던 사람이 기억하고 사고하는 능력이 감퇴하면서 일상생활과 사회생활에 지장을 주는 상태를 치매라고 한다.

치매는 일반적으로 의식이 있는 경우가 많고 의식 장애의 일종인 섬망(譫妄)과는 구분된다. 치매의 원인 질환은 수십 가지가 넘는다.

치매는 보통 뇌의 변질에 의한 치매(대표적인 치매가 알츠하이머 치매이다)와 그 외의 다른 질병이 원인이 되는 이차성 치매로 대별된다.

뇌의 변질에서 오는 치매는 특수한 단백질의 축적이나 신경 세포의 변질, 탈락에 의해서 뇌가 작게 줄어들고 인지 기능이 저하된다. 단지 뇌 병변의 정도와 치매의 정도와는 어느 정도는 연관되지만, 반드시 일치하지는 않는다.

조기 진단과 적절한 치료와 대처에 의해서 회복하는 경우도 적지 않다. 이차성 치매의 원인으로는 뇌혈관 장해, 감염증, 외상 등이 있다. 원인 질환에 따라서는 치유도 가능하다.

2. 보통 노화와 치매는 다르다

치매로 일어나는 현상과 노화로 인해서 일어난 현상을 혼동할 수도 있다. 치매에 의서 기억하지 못하는 것과 노화에 의해서 일어나는 건망증은 다르다. 가령, 아침에 일어나서 배달된 우유를 어디에 갖다 놓았을 때, 건망증의 경우에는 어디에 갖다 놓았는지를 모르지만, 치매의 경우에는 우유를 치운 자체를 모른다.

즉, 물건을 잃어버린 것에 대한 자각이 없다면 치매를 의심해야 한다.

노화에 의해서 잊는 것은 체험한 사건의 일부를 잊는 것이다. 사건은 기억하고 있다. 단서가 주어지면 생각해 내는 경우가 많다. 잊었다는 자각도 있다. 한편으로, 치매는 체험 자체를 잊고 그 자각도 없다. 치매가 더 진행되면 시간이나 장소도 인식하지 못하게 된다.

우리는 무언가를 기억할 때 정보를 입력(부호화)해서 저장해 두었다가 끄집어내게(상기) 되는데, 치매 환자의 경우에는 기억을 담당한 해마에 장애가 생겨서 새로운 것을 부호화하고 저장해 두었다가 상기하는 것이 잘 되지 않는다.

반면에 건망증은 상기 실패로 볼 수 있다.

대뇌피질로 보면 젊은 건강한 뇌는 밀도가 높고 주름 사이에 틈새가 없다. 무게는 1,000~1,500g 정도이다.

노년의 건강한 뇌는 전체적으로 약간 위축되어 있으나 주름과 주름 사이의 간격이 크지 않다. 무게는 1,000~1,400g 정도이고, 신경 세포의 내외에 이상 단백질이 나타난다. 70세 이상에서는 개인차가 크다.

치매의 뇌는 뇌 전체가 상당히 위축되어 있고 특히 뇌 해마나 측두엽의 위축이 현저하다. 또한, 주름 사이에 큰 간격들이 있다. 신경 세포 내외에서는 이상 단백질이 다수 나타난다.

무게는 900~1,100g 정도이다.

3. 치매의 유형

치매는 크게 네 가지로 대별된다.

알츠하이머 치매(Alzheimer type dementia), 혈관성 치매(vascular dementia), 루이체 치매(dementia with Lewy boddies, 레비체 치매), 전두·측두엽 치매(frontotemporal lobar degeneration, 전두엽·측두엽 변성)의 네 가지와 기타 치매로 나눌 수 있다.

이 네 가지가 치매의 90%를 차지하고 네 가지 중에서도 알츠하이머 치매가 70% 이상을 차지한다(중앙치매센터의 「2016년 전국 치매 역학 조사 결과 발표」에 의하면 알츠하이머 치매 74.4%, 혈관성 치매 8.7%, 기타 치매 16.8%의 비율이다).

알츠하이머 치매

- 우리나라에서 가장 높은 비율을 차지하고 있다. 외국에서도 비율이 가장 높다. 뇌에 특수한 단백질이 축적되고 기억을 맡은 해마를 중심으로 광범위하게 위축된다.

혈관성 치매

- 외국의 경우에는 10% 정도이나 우리나라에서는 두 번째로 비율이 높다. 혈관 장애가 원인이 되어서 일어나는 치매의 총칭이다. 혈관 장애의 종류로는 혈관이 막히는 뇌경색과 혈관이 파열된 뇌출혈이 있다. 혈관성 치매의 다수는 뇌경색이 원인이다. 대부분 경색이 오고 6개월 이내에 치매가 오는 경우가 허다하다.

루이체 치매

- 1996년에 진단 기준이 확립되었다. 이전까지는 알츠하이머 치매로 진단되었을 것으로 보인다. 외국의 경우에는 20%까지 차지하는 경우도 있다. 그러나 우리나라에서는 상대적으로 비율이 높지 않다. 루이체(Lewy bodies)라고 하는 이상 구조물이 뇌간이나 대뇌피질 전체에 나타난다. 인지 기능 저하와 함께 실제로는 없는데 보이는 환시나 운동 장애가 나타난다. 파킨슨병과 연관이 깊다.

전두·측두엽 치매

- 외국에서는 15%까지 차지하는 경우도 있다. 우리나라에서는 상대적으로 비율이 높지 않다. 전두엽과 측두엽의 신경 세포가 변질된 질환군(群)이다. 특징은 인격 변화나 반사회 행동이 많다는 점이다. 말의 의미를 이해하지 못하거나 발성에 장애가 생기기도 한다.

그 외의 기타 치매

- 상기의 네 종류 이외에도 신경 세포의 변질 또는 다른 질환에 의해서 일어나는 이차성 치매들이 다수 있다.

제2장 치매의 분류와 특징

1) 알츠하이머 치매

⑴ 이상 단백질 축적이 원인이다

- 알츠하이머 치매의 원인은 아직 명확하게 밝혀지지는 않았다. 하지만 두 가지 단백질, 즉 베타 아밀로이드(beta amyloid) 단백질과 타우 단백질 (tau protein)이 관여되어 있다는 것에는 대부분의 연구자가 동의하고 있다.

지금까지의 연구들에 의하면 두 가지 특징이 있다. 하나는 알츠하이머 치매에서는 베타 아밀로이드라는 단백질의 응집체가 증가해서 정상 세포를 사멸시키는 것으로 알려져 있다는 점이다. 대뇌피질은 무수히 많은 신경세포(뉴런)로 구성되어 있다. 신경 세포는 서로가 제휴해서 거대한 정보 네트워크로서 움직인다. 신경 세포는 축색의 종말과 수상 돌기의 접합 부위(시냅스)를 통해서 정보(자극)를 주고받게 되는데, 그러기 위해서는 축색 종말에 정보를 전달하는 신경 전달 물질을 방출하게 된다. 이 활동과 동반해서 베타 아밀로이드란 단백질이 생산된다.

베타 아밀로이드는 시냅스 기능을 조절하는 일을 한다. 통상은 일정 농도로 유지되지만, 노화 등으로 인해서 균형이 깨지면 베타 아밀로이드가 과잉되고 이들이 결합해서 여러 형태의 덩어리를 형성하게 되는데, 이들은 신경 세포에 대해서 강한 독성을 가지고 있다. 이 독성에 의해서 시냅스가 손상되고 신경 세포가 죽는다. 신경 세포의 감소는 해마 주변, 측두엽, 두정엽의 대뇌 피질을 위축시키고 인지 기능의 저하를 불러일으킨다.

다른 한 가지 특징은 베타 아밀로이드는 신경 세포 외부 뉴런 사이에 축적되지만, 또 다른 단백질인 타우 단백질은 신경 세포의 내측에 축적된다는 것이다. 이것이 과잉되면 이 또한 신경 섬유의 변화를 일으키고 신경세포의 기능 장해를 일으켜서 결국은 죽게 만든다고 보고 있으나, 최근에 발표된 연구(영국의 과학 저널인 『eLife』의 2019년 10월 발표)에서 호주 퀸즐랜드 대학교(University of Queensland)의 노화·치매 연구 센터의 연구진은 알츠하이머병의 원인 물질로 알려진 타우 단백질이 신호전달 단백질인 핀(Fyn)의 구조를 제어해서 뇌 신경세포(뉴런)의 신호 체계를 교란한다는 연구 결과를 내놓았다.

연구진은 뉴런의 수상돌기에 있는 핀 나노 클러스터(나노 덩어리)를 타우 단백질이 제어한다는 걸 확인했다고 하면서 뉴런들 사이에서 정보가 교환되는 부위가 바로 수상 돌기라고 말했다. 알츠하이머 치매의 특징 중의 하나가 타우 단백질의 축적인데, 타우 단백질이 뇌 안의 다른 신호 전달 단백질에 영향을 미친다는 것이 처음으로 확인된 것이다.

실험 결과에 따르면 타우 단백질은 변이가 생기면 큰 클러스터(덩어리)를 형성했다. 그러면 신경 신호가 변해서 뉴런 사이 시냅스 연결 부위의 기능에 이상이 생긴다는 것이다.

앞으로도 베타 아밀로이드가 어떻게 작용하고 타우 단백질이 어떻게 영향을 미치는지, 머지않은 장래에 그 실체가 속속들이 밝혀지리라고 본다.

⑵ 해마를 중심으로 측두엽, 두정엽이 위축되고 아세틸콜린 등의 신경 전달 물질이 감소한다

- 알츠하이머 치매는 먼저 기억에 관여하는 해마의 신경 세포가 변질되고 그로 인해서 고도의 기억 장애가 일어나기 쉽다. 해마만이 아니고 측두엽, 두정엽에도 위축이 일어난다. 대뇌피질이 광범위하게 위축되어서 뇌의 주름이 깊어지고, 주름과 주름 사이의 틈새가 벌어지며, 주름도 좁아진다. 기억을 맡은 해마 외에도 측두엽이나 두정엽도 위축해서 시간이나 장소, 사람 등의 인식이 불가능하게 된다. 뇌의 위축은 건강한 뇌에서도 일어나지만, 알츠하이머 치매에서는 현저하게 나타난다. 위축이 특히 심한 곳은

제2장 치매의 분류와 특징

해마와 주변을 둘러싼 변연계가 되겠으나 위축의 정도는 고령이 될수록 개인차가 크다. 그 때문에 해마의 위축이 크지 않은 환자도 상당수 있다.

신경 세포에서는 각종 신경 전달 물질이 방출되어서 세포 간의 네트워크에 기여한다. 이들 물질의 감소도 인지 기능 저하의 요인 중 하나가 된다. 신경전달 물질이라는 것은 세포 간의 정보 전달을 담당하는 특수한 화학 물질을 가리킨다. 보내는 측의 축색종말에서 받는 수상돌기의 수용기와 결합하는 일을 통해서 정보가 전달된다.

신경 전달 물질은 60종류(제1장 4번의 '신경 전달 물질' 참조) 이상 있다. 인지나 기분, 감정, 수면, 운동 등에 관여된 정보를 전달한다. 각 신경 세포에서 어느 신경 전달 물질이 방출될 것인가는 뇌의 부위에 따라서 다르다. 신경전달 물질의 양은 20세 정도까지는 증가하고 그 이후부터는 연령이 증가함에 따라서 감소한다. 신경 전달 물질이 감소하면 그 일에 관련된 기능이 저하되어서 치매 등의 질환에 걸릴 위험이 커진다는 것이 밝혀졌다.

알츠하이머 치매에 관여하는 신경 전달 물질은 아세틸콜린이다. 아세틸콜린은 인지 기능을 보전하는 역할을 한다. 아세틸콜린을 전달 물질로 하는 뉴런은 해마 주변에서 대뇌피질에 걸쳐서 넓게 분포되어 있다.

뇌 내의 아세틸콜린의 농도가 저하하면 이 뉴런이 장애를 일으키고 그 때문에 인지 기능이 저하되며 기억 장애가 진행된다.

만약 인지 기능을 개선하기 위해서 약을 사용하여 아세틸콜린만을 증가시키면 도파민이 상대적으로 부족해서 보행 장애 등의 신체 이상 증상이 나타나기 쉽다. 신경 전달 물질로 작용하는 약을 사용할 때는 다른 신경 전달 물질에 미치는 영향을 고려하지 않으면 안 된다.

(3) 알츠하이머 치매는 생활 습관과 무관하지 않고 기억 장애가 심하다

- 알츠하이머 치매가 유전에 의해서 발병하는 경우는 극히 일부에 지나지 않는다. 유전에 의해서 발병하는 것은 1% 정도로 보고 있고, 유전에 의한 경우에는 발병 시기가 상대적으로 젊다는 특징이 있다. 또한, 다수의 연구에 따르면 중년기의 생활 습관이 노년기 치매의 유발에 영향을 준다고 보고되었다. 특히 당뇨병의 경우에는 리스크가 크다고 보고 있다. 혈당치를 조절하는 인슐린은 베타 아밀로이드를 분해하는 작용도 가지고 있다. 당뇨병이 있으면 그 작용이 떨어지기 때문에 베타 아밀로이드를 축적하게 되어 알츠하이머 치매 유발을 촉진할 수 있다.

알츠하이머 치매에서는 기억 기능 등의 고차 뇌 기능이 서서히 줄어든다. 길을 잃고 배회하는 등 일상생활이 곤란하게 된다. 더 진행되면 자립해서 생활하기가 곤란해진다.

일반적으로 그 진행이 느리기 때문에 베타 아밀로이드 단백질이 침착되면서 생기는 노인반(senile plaque)이 나타나고서도 빠르면 4~5년, 길면 거의 20년을 경과해서 발병한다. 경과를 크게 나누면 발병 전기(경도 인지 장애), 초기, 중기, 말기로 나눌 수 있다.

발병 전기(경도 인지 장애) 상태에서는 물건을 자주 잃어버리고 불안, 우울 등을 나타낸다.

초기로 접어들면 근래 기억 장애, 행동 수순이 서툰 실행 기능 장애 등의 증상이나 일시를 잘 모르게 되고, 판단력 장애가 생기며, 길을 잃고 배회하는 등의 일이 일어난다.

중기에는 장기 기억 장애 및 지금 있는 장소가 어딘지, 상대가 누구인지 알지 못한다. 대상 인식이나 간단한 행동, 언어 사용과 관련해서 장애가 있다.

말기에는 기억 전반에 걸쳐서 장애가 있고 성격 변화가 일어난다.

2) 혈관성 치매

(1) 대·소 혈관 경색에 의한 장애가 원인이다

- 혈관성 치매는 말 그대로 혈관에 문제가 생겨서 일어나는 치매이다. 잘못된 생활 습관으로 일어난 여러 질환이 원인이 되어서 뇌혈관이 막히거나 터질 수 있다. 이것이 혈관 장애다. 이 혈관 장애에 의해서 생기는 치매를 혈관성 치매라고 한다. 뇌혈관 장애에는 혈관이 막혀서 생기는 뇌경색과 혈관이 터지는 뇌출혈이 있다. 치매를 일으키기 쉬운 것은 뇌경색이 압도적이다. 특히나 많은 증상은 좁은 혈관이 장애가 되어 일어나는 소 혈관 치매로서 혈관성 치매의 약 반수를 차지한다. 대뇌피질 밑의 백질 부위를 중심으로 변질이 생긴다.

증상은 장애가 생긴 부위에 따라서 다르다. 알츠하이머 치매와는 달리 새로운 것을 외우는 데는 문제가 없는 경우가 많다. 그러나 한편으로는 자발성이 떨어지고 이상 행동, 환각 등이 나타나기가 쉽다.

가는 혈관의 막힘에 더해서 대뇌피질로 통하는 굵은 혈관이 막히는 일도 있다. 이처럼 대·소 혈관의 막힘에 의한 뇌경색이 치매를 유발하기도 한다. 이때 대·소 혈관의 막힘에 의해서 일어나는 치매를 다발성 치매라고 한다. 경색이 반복되면서 치매가 단계적으로 진행된다. 한편 굵은 혈관만 막혀서 치매가 온 경우에는 단일성 치매라고 부른다. 과도한 저혈압으로 각 동맥이 혈액을 운반하는 영역의 경계에서 경색이 일어난다. 그러면 피질, 백질도 장애가 생겨서 치매를 불러온다.

혈관성 치매의 원인이 되는 혈관 장애는 동맥 경화를 기초로 하여 일어난다. 혈관 벽이 딱딱해지고 두터워져서 혈류의 양이 줄어드는 것으로서 최대 위험 인자는 연령의 증가이다. 나이와 함께 누구에게도 일어난다. 뇌의 동맥에서는 10대 때부터 동맥 경화가 시작된다고 한다. 이 동맥 경화의 진행을 가속하는 것이 고혈압이나 당뇨병 등의 생활 습관 병이다. 그중에서도 고혈압이 중요한 위험 인자로 여겨진다. 고혈압이 오랜 기간 계속되면 뇌경색을 가져오기 때문에 치매가 되기 쉽다.

(2) 기억 장애보다 의욕 저하 등의 행동 장애가 먼저 온다

- 걷는 데 문제가 생기고 의욕이 떨어지는 등 행동 장애가 일어난 후에 기억 장애가 일어난다.

알츠하이머 치매에서는 초기부터 기억 장애가 나타나고 서서히 진행되는 데 반해서 뇌혈관성 치매에서는 의욕 저하 등이 먼저 나타난다. 뇌혈관 장애의 재발, 두부 타박, 대퇴골 골절 등에 의해서 악화될 수 있다. 감정 억제가 안 되어 돌연 웃다가 화내기도 하고 울기도 한다. 대상에 대한 적절한 주의를 기울일 수가 없다. 계획된 작업의 수행이 힘들다. 대화 장애, 기억 장애 등의 증상도 나타난다. 알츠하이머 치매에서는 인지 기능이 전반적으로 떨어지나 혈관성 치매에서는 부분적으로 다르다. 예를 들면 새로운 것을 기억하는 기억력은 저하되지만, 이해력이나 판단력은 유지된다. 또한, 자발성이나 의욕 저하가 현저한 경우에는 집에 틀어박히는 생활 양상이 되기 쉽다. 그러면 사회적 자극이 줄어들기 때문에 상태가 악화될 수도 있다. 뇌혈관성 치매에서는 의식 수준(각성도)에 파가 있어서 어떤 날은 의식이 분명해서 활동적일 때도 있으나 어떤 날은 침울해서 반응이 느릴 때도 있다. 이는 1일에서 수일 주기로 변화한다.

3) 루이체 치매

(1) 특수 단백질의 축적이 원인이다

- 루이체 치매는 외국에서는 알츠하이머 치매 다음으로 환자 수가 많은 나

라도 있다. 하지만 한국에서는 비율이 그렇게 높지 않다. '루이체(Lewy體)'는 독일 의사인 루이(Lewy)가 파킨슨병 환자의 뇌에서 발견한 이상 물질이다. 1996년경에 루이체 치매로서 국제적 진단 기준이 확립되었다.

'루이'체는 파킨슨병에서는 뇌간에서만 나타난다. 그러나 루이체 치매에서는 뇌간뿐만이 아니라 대뇌피질 전체에 나타난다. 그 때문에 몸을 유연하게 움직일 수 없고 후각 장애나 환시 등의 증상이 나타난다. 또한, 뇌의 정보 전달을 맡은 신경 전달 물질에도 변화가 생긴다. 파킨슨병에서는 도파민이, 알츠하이머 치매에서는 아세틸콜린이 감소하나 루이체 치매에서는 두 개가 다 감소한다. 특히 아세틸콜린의 감소 정도는 알츠하이머 치매보다 크다. 그러나 뇌의 위축은 그다지 크지 않다. 기억 장애도 가벼운 경우가 많다.

루이체 치매는 다음과 같은 과정을 통해서 발생한다. 뇌 내의 특수한 단백질이 축적되어서 루이체를 형성한다. 루이체는 신경 세포에 독성을 갖고 있기 때문에 신경 세포를 죽게 만들고, 그 결과로 신경 네트워크에 손상을 주어서 인지 기능 저하에 이르게 한다. 뇌간에서만 병변이 나타나면 파킨슨병이고 뇌간과 대뇌피질에도 나타나면 치매를 동반한 파킨슨병, 대뇌피질에 먼저 나타나면 루이체 치매이나, 몇 년 내에 뇌간에도 나타나서 파킨슨병을 동반하게 된다. 따라서 이 세 가지는 연속되는 질환군(群)으로 생각할 수 있다.

⑵ 고령층 남자에 많고, 렘(REM)수면 시 행동 이상이 전조일 수 있다

- 루이체 치매는 70~80대의 고령층에 많고 남자가 여자보다 배나 많다. 발병 원인은 분명치 않으나 성실하고 근면한 사람에게서 많이 발생한다. 알츠하이머 치매는 기운이 있고 밝은 인상이지만, 루이체 치매는 어둡고 무기력한 경향이 있어서 우울증으로 오인할 수도 있다. 어둡고 무기력한 이유는 아세틸콜린과 도파민이 둘 다 줄어들었기 때문이다. 루이체 치매에

서는 약 70%가 섬망을 동반한다.

루이체 치매는 유전과는 거의 관계가 없다. 유전에 의한 파킨슨병이 5% 미만이므로 그 정도로 추측된다.

루이체 치매에 의한 기억 장애는 비교적 가볍고 초기에는 없는 경우도 있다, 반면에 환시나 의식 장애가 강하다. 반복해서 나타나는 환시는 루이체 치매의 중요한 실마리이다. 어린아이들이나 작은 동물, 곤충 등이 현실에 몇 번이고 나타난다. 또한, 집안에 다른 사람이 있다는 망상을 한다.

인지 기능이나 각성 수준의 동요도 있다. 날마다, 시시때때로 의식이 분명할 때도 있고 꾸벅꾸벅 졸 때도 있다. 그에 따라서 인지 기능도 변동되어 인지 기능이 좋을 때와 그렇지 않을 때 차이가 생긴다. 또한, 렘(REM)수면 (제4장 1번의 4항 '수면에 대한 기초 지식' 참조) 시 행동 장애가 나타난다. 자다가 꿈에 반응해서 소리를 지른다든지, 난폭하게 군다든지 한다. 렘수면 시 나타나는 이러한 행동 장애는 루이체 치매의 특징적 증상이다. 치매가 발병하기 수년에서 수십 년 전부터 나타나는 일도 있다. 따라서 이는 루이체 치매의 전조로 주목된다. 또한, 변비나 기립성 저혈압 등의 자율신경계의 증상도 눈에 띈다.

4) 전두·측두엽 치매

(1) 이상 단백질의 축적이 원인으로 기억력 저하보다 언어, 사고, 판단 등의 기능 저하가 먼저 나타난다

- 전두·측두엽 치매는 전두엽과 측두엽의 앞부분이 변질되어서 일어나는 치매이다. 이상 단백질이 축적되어서 전두엽, 측두엽이 위축되고, 위축의 정도는 좌우 차이가 있다. 알츠하이머 치매와는 달리 노인반이나 신경 섬유의 변화는 적다. 1996년에 영국의 맨체스터(Manchester) 대학교에 의해서

제안되었다. '전두·측두엽 치매'는 임상적 질환명이고 알츠하이머 치매와 통계상 겹치는 일도 있다. 전두엽은 사고 판단의 중추이다. 이성이나 의욕, 계획 등 이를테면 인간다움을 담당하는 중요한 영역이다. 이 기능이 저하되면 여러 가지 행동 장애나 언어 장애 등을 불러일으킬 수 있다. 전두엽에 위축이 일어나서 전두엽이 통제 기능을 상실하면 성격 변화가 일어난다. 성적으로 분망하고 거짓말을 하며 물건을 훔치는 등 성격이 확 바뀐다. 타인에게 무례하게 굴고 질문에 대해서도 진지하게 생각하지 않고 금방 모른다고 대답한다. 진찰 중에 콧노래를 부르기도 하고 마음대로 진찰실을 뛰쳐나가기도 한다. 같은 행동을 반복하거나 단것을 폭식하기도 하고 무의식적으로 놀란 듯이 눈을 크게 뜨기도 하는 특징이 있다.

측두엽에 위축이 일어난 경우, 말은 할 수 있으나 단어의 의미는 이해하지 못한다. 질문에 대해서 반복해서 몇 번이고 되묻는다거나 상대방이 한 말을 되풀이한다. 친한 사람을 몰라볼 수도 있다. 물건의 이름이나 사용 방법을 모를 수도 있다.

전두엽 뒷부분을 중심으로 위축이 나타날 경우 발음을 하는 데 지장이 있다. 단어의 의미는 이해할 수 있으나 발음이 또렷하지 못하고 말을 더듬거리게 된다. 말의 내용이 짧고 말이 느리다. 귀로 들은 말을 그대로 복창할 수가 없다. 환자가 본인의 상태에 대해서 인식한다는 것이 특징이다. 우울한 경향을 나타내는 일도 적지 않다.

4. 치매 환자들에게 나타나는 여러 가지 증상

치매라고 하면 기억을 잃어버린 병이라고 생각하기 쉽다. 그러나 실제는 다채로운 증상을 동반한다. 그중에서도 특히 심리, 행동 면의 변화가 현저하다.

1) 기억 장애

기억 장애는 매우 기본적이고 대표적인 주요 증세이다. 기억 과정은 세 개의 과정으로 이루어져 있다. 즉, 부호화 과정, 저장 과정, 인출 과정으로 나뉜다. 부호화 과정은 외부에서 들어오는 자극의 내용을 정보화해서 기억에 넣는 과정이다. 뇌에서 정보를 처리할 수 있는 기호(상징) 형태로 바꿔 주는 것이 부호화이다. 저장 과정은 정보를 저장해서 유지하는 것이다. 저장은 입력 자극에 대해서 부호화 처리된 정보를 표상으로 기억에 담아 두는 것을 지칭한다. 어떤 기억 저장고에 사진을 저장하듯이 저장한다기보다는 기억과 관련된 여러 신경 단위들 사이의 연결 강도 등의 전체적 패턴의 변화 형태로 저장된다고 볼 수 있다. 인출 과정은 저장된 정보를 상기해 내는 것이다. 이 세 개의 과정 중에서 어느 과정에서도 장애가 발생할 수 있다. 기억에 문제가 있거나 장애가 있다면 기억에 관련된 기관이 파손되거나 손상되어 일어날 수 있다. 그러나 그중에서도 부호화 과정이나 인출 과정이 제대로 작동되지 못해서 일어나는 경우가 대부분이다. 기억은 주어진 자극에 대해서 짧은 기간 동안 주의를 기울여 부호화하며 유지하는 단기 기억, 그리고 오랫동안 저장하는 장기 기억으로 나누어 볼 수 있다. 기억 장애가 매

제2장 치매의 분류와 특징

우 강하게 나타나는 것은 알츠하이머 치매이다. 특히 새로운 기억이 손상되는 것이 특징이다. 단기 기억이 손상되는 것은 부호화와 관련이 있는 해마 영역의 신경 세포 손상이 원인이다. 그 때문에 옛날 기억은 유지되나 새롭게 기억하는 것이 힘들다. 좀 더 진행되면 장기 기억도 서서히 잃게 된다. 루이체 치매에서는 시각 영역의 장애에 의해서 시각 정보의 부호화가 떨어진다. 전두·측두엽 치매에서는 기억보다는 행동 장애가 강하다. 혈관성 치매에서는 시상이나 각회에 상해가 있으면 기억 장애가 일어나기 쉽다. 부호화하고 상기하는 데는 시간이 걸리기는 하나 저장은 양호하다.

2) 지남력 장애

치매 환자는 자주 상황에 맞지 않는 행동을 한다. 상황 파악을 하는 능력이 떨어져서 상황을 파악할 수가 없다. 시간, 장소, 사람에 관한 파악력이 저하된다. 자기가 처해(놓여) 있는 상황을 이해할 수 없다. 지남력 장애는 시간이나 공간 주위의 사람을 파악하는 능력이 저하된 상태를 말한다. 지남력 장애가 있으면 지금이 언제이고 자신이 어디에 있는지 알지 못한다. 낯익은 장소에서도 길을 잃고 지금이 몇 년, 몇 월, 며칠인지 모른다. 또한, 시간이나 계절도 모른다. 아침을 먹었는지, 안 먹었는지도 모른다. 사건이 언제 일어났는지도 모른다. 계절에 어울리지 않는 복장을 입는다. 건물이나 풍경을 식별할 수 없게 되고, 길을 잃고 장소나 건물을 인식하더라도 목적지와의 위치 관계를 알지 못해서 나아갈 방향을 잃게 된다. 치매가 상당히 진행된 다음에야 사람에 대한 지남력이 손상되는데, 심하지 않을 때는 가끔 만나는 사람을 알아보지 못하다가 말기에 이르게 되면 자신의 자녀나 배우자와 같이 매우 가까운 사람도 알아보지 못하게 된다. 자기를 알아보지 못하는 경우도 있다. 거울에 비치는 사람의 상이 자기라는 것을 알아보지 못하고 말을 걸기도 한다.

기억 장애, 판단력 장애가 배경에 있다. 또한, 주의(주목) 장애가 영향을 미치는 것으로 보인다. 뇌로 들어가는 정보를 선택하거나 집중을 계속하기가 힘들기 때문에 지남력 장애의 단서가 되기 쉽다. 지남력 장애는 경도 인지 장애에서는 나타나지 않는다. 따라서 지남력 장애의 유무(有無)는 알츠하이머 치매의 초기 진단에 있어서 중요한 지표가 된다. 알츠하이머 치매에서는 먼저 시간에 대한 장애가 나타나고 그다음에 장소에 대한 장애가 나타난다. 사람에 대한 장애는 좀 더 진행되면 나타나고 점점 악화된다. 두정엽과 측두엽이 손상된 경우에는 자기 위치 파악 능력이 떨어지게 된다. 초기 단계에서는 장소에 대한 지남력 장애가 현저하게 나타난다. 잘 알고 있는 장소에서도 때때로 길을 잃게 되는 것은 이 때문이다. 예상외로 멀리까지 배회하는 경우도 있다. 루이체 치매에서는 비교적 양호하다. 단지 환각이나 오인이 원인이 되어서 생기는 일이 있다. 혈관성 치매에서는 주의가 공간의 좌나 우의 반쪽에만 주어져서 지남력 장애가 생기기 쉽다.

3) 언어 장애

말을 표현하는 능력이나 이해하는 능력이 점차 감퇴하는 것으로 초기에는 적절한 단어를 떠올리지 못해서 말문이 막히는 정도의 증상을 보이다가 점차 다른 사람이 하는 말을 제대로 이해하지 못하고 엉뚱한 대답을 하거나 횡설수설하기도 하며 말기에 이르면 아예 표현력을 상실하여 함구하는 상태가 되기도 한다.

언어 장애는 크게 나누어서 발성 장애, 이해 장해가 있다. 알츠하이머 치매에서는 단어나 말이 잘 나오지 않는다. 다만 언어 이해는 양호하다. 혈관성 치매에서는 어휘가 적다. 의미 있는 말을 하지 못하게 된다. 전두·측두엽 치매에서는 다른 사람의 말을 반복해서 하는 특징이 있다. 말은 유창하나 내용이 결핍되어 있다.

4) 실행 능력 장애

전두엽 기능이 저하되면 계획을 세우고 수행하는 것이 불가능하다. 이러한 증상을 실행 능력 장애라고 한다. 사람은 일상생활에서 계획을 세우고 실행하는데 이때 필요한 것이 계획, 추리, 판단, 의사 결정 등이다. 이와 관계된 부위가 전두 연합 영역이다. 이 부위에서 의사 결정에 필요한 기억이나 학습, 판단, 추리 등의 복잡한 정보 처리를 한다. 여기가 손상되면 실행 능력 장애가 일어난다. 감각 및 운동 기관이 온전한데도 불구하고 목적성 있는 행동을 하지 못한다. 특히 몇 가지 순서를 밟아야 하는 일, 가령 간단한 도형의 모사나 토막 쌓기와 같은 구성 과제가 불가능하다. 사용이 익숙한 도구의 사용법이나 순서를 모른다. 그 외에도 손끝으로 하는 세밀한 동작이 불가능하고 양치질도 불가능하다. 치매가 진행됨에 따라서 옷을 입는 단순한 일에서조차 장애가 나타난다. 알츠하이머 치매에서는 초기부터 시작된다. 혈관성 치매, 전두·측두엽 치매에서도 초기부터 보인다. 판단력 장애도 자주 보이는 증상 중의 하나이다.

5) 성격 변화

전두·측두엽 치매에서는 갑자기 화를 내는 등 성격 변화가 기억력 감퇴가 두드러지기 훨씬 이전에 나타난다. 따라서 이러한 성격 변화는 치매의 시작을 알리는 단서가 될 수 있다. 치매 환자에게 나타나는 성격 변화는 전두·측두엽 치매에서는 초기부터, 알츠하이머 치매, 루이체 치매에서는 말기에 나타난다. 가장 흔한 성격 변화는 활동이 이전에 비해서 위축되고, 소극적이고 수동적인 자세를 나타내며 원래 즐기던 취미 활동이나 평소 하던 일에 대해서 무관심해지는 것이다. 또 짜증이나 화를 쉽게 내고 이기적인 성격이 되기도 한다.

어느 치매에서나 의욕이나 자발성이 떨어지고 우울 상태에 빠지는 일이 자주 일어난다.

6) 폭언, 폭력

공격적인 행동을 하는 치매 환자는 소리를 지르고 욕을 하는 등의 언어적인 공격성을 나타낼 수도 있지만, 때리고 발로 차는 등 신체적인 공격성을 보일 수도 있다. 특히 돌보는 사람에 대한 폭언, 폭력이 자주 나타난다.

그 원인의 하나로는 신경 전달 물질의 증감 등이 화내는 메커니즘을 항진하기 쉽다는 것을 꼽을 수 있다. 또한, 장애를 쉽게 받아들일 수 없는 자기 책망, 피해망상적 요인, 신체 접촉을 포함한 불쾌감, 주위의 부당한 취급 등 여러 요인이 영향을 미친다. 전두엽의 일부가 손상되면 화내는 것을 억제하는 신경 전달 물질이 감소하고 공격성을 높이는 도파민은 증가해서 쉽게 화를 내게 된다. 전두·측두엽 치매에서는 이런 경향이 현저하다. 알츠하이머 치매나 혈관성 치매에서도 폭언, 폭력이 일어난다. 루이체 치매에서는 렘수면 행동 장애에 의해서 폭언, 폭력이 나타난다. 뇌간 망상체의 기능 저하에 의해서 수면 중에도 근육 활동이 억제되지 않아 꿈에 호응해서 폭력, 폭언이 생기는 것이다. 혈관성 치매에서는 섬망이 원인이 되어 폭언, 폭력이 나타난다. 섬망은 의식 혼탁에 환각이나 흥분, 불안 등의 정신 증상을 동반하는 상태다. 밤이 되면 큰소리로 소란을 피우거나 난폭하게 구는 경우에는 야간 섬망일 가능성이 높다.

7) 환각, 망상

환각은 실제는 없는 것이 보이거나 들리는 환시, 환청이 있다. 특히 많은 것은 환시이다. 루이체 치매에서는 약 80%가 환각과 관련된 증상이 나타난다. 알츠하이머 치매는 환각은 적고 망상이 많으나 중기 이후부터는 환각도 점점 늘어난다. 망상은 다음과 같이 발생한다. 지갑을 둔 곳을 잊고서 누가 훔쳐 갔다고 생각한다. 다른 사람이 자기에게 위해를 가하려고 한다거나, 배우자가 바람을 피운다고 생각하거나, 버림을 받았다고 확신한다. 이러한 망상으로 인해서 난폭 행동이나 우울, 불안, 초조 행동이 일어나기도 한다. 망상은 알츠하이머 치매, 루이체 치매, 혈관성 치매에서 보이나 그중에서도 루이체 치매에서 특히 많다.

8) 불안 증세

불안은 정확한 상황 파악이 되지 않기 때문에 갖기 쉽다. 초기에는 자신이 자기의 인지 기능이 악화되었다고 자각하고 있는데 주변의 힐책이나 환경 변화라는 강한 스트레스가 더해지면 불안감이 더욱 강해진다. 불안은 알츠하이머 치매보다 혈관성 치매에서 자주 나타난다.

9) 초조 행동

초조 행동은 구체적으로는 불평, 불만을 늘어놓거나, 큰소리를 치거나, 무시하거나, 무의미해 보이는 부적절한 동작의 반복, 안절부절못하면서 왔다 갔다 하는 행동, 실내를 의미 없이 방황하면서 돌아다니는 배회 행동(어디라는 생각이 없이, 명백한 이유 없이 돌아다니는 상태다. 도중에 길을 잃고 미아가 되기 쉽다. 돌보는 사람에게는 큰 부담이 된다. 알츠하이머 치매에서는 초기부터 배회가 나타나고 중기 이후에는 현저하게 나타난다. 혈관성 치매에서는 야간 섬망에 의해서 야간 배회가 많이 보인다. 루이체 치매에서는 배회와는 다르나 섬망이나 환시에 의해서 집 안을 돌아다닌다) 등이 초조 행동이다.

넓은 의미에서의 초조 행동에는 공격 행동이 포함된다. 따로 구분하는 경우도 있다. 망상, 환청, 신체적 통증, 간병인의 상태 등이 환자의 초조 및 공격 행동을 유발하거나 악화에 영향을 준다. 초조는 중등도 이상에서 나타난다. 혈관성 치매보다는 알츠하이머 치매에서 많이 나타난다.

10) 식사 행동 이상

많은 환자가 치매의 진행과 함께 식욕이나 음식 기호도의 변화가 나타난다. 이러한 변화로 영양소의 불균형을 초래할 수 있고, 정상 체중을 유지하기가 힘들다.

알츠하이머 치매에서는 후각 장애에 의해서 식욕 부진 현상이 일어나기 쉽다. 기억 장애로 몇 번이고 식사를 요구할 수도 있다. 입으로 나르는 일이 안 되는 경우도 있다. 혈관성 치매에서는 운동 마비로 식사에 시간이 걸리고 흘리는 것이 많다. 식사 중에 숨이 막히는 일도 많다. 전두·측두엽 치매에서는 음식의 기호가 바뀌거나 과식 등의 이상 행동이 나타난다.

11) 불결 행위

변비, 잔변의 불쾌감을 해소하려고 하다 보면 손에 닿는다. 의복이나 변기를 더럽힌다. 혈관성 치매에서는 운동 장애에 의해서 변기 사이에 엉덩이를 맞추기가 힘들다. 루이체 치매에서는 밤낮을 가리지 않는 빈뇨증(배뇨 횟수가 많아지는 상태)이 나타난다.

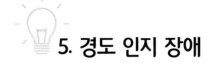

5. 경도 인지 장애

치매로 판정받기 10년에서 20년 전부터 뇌의 변성이 시작된다. 경도 인지 장애는 치매의 전 단계를 가리키는 말이다.

치매는 인지 기능 저하에 의해서 일상생활이나 사회생활에 지장을 끼치는 상태이다. 어느 날 갑자기 이러한 상태가 되는 것은 아니다. 신경 세포의 변성이 서서히 진행되기 때문이다. 여기서 경도의 기억 장애가 있다. 이상 신호가 있기는 하나 일반적 인지 기능에는 문제가 없고 일상생활도 지장이 없는 상태를 경도 인지 장애라고 부른다. 경도 인지 장애가 있는 사람을 수년간 조사하면 치매로 진행하는 사람의 비율이 상당하다. 치매와 정상 사이의 영역 또는 치매의 일보 전의 상태라고 말할 수 있겠다. 65세 이상을 대상으로 한 유증률은 22% 전후로 보고되었다.

알츠하이머 치매에서는 증상이 없는 단계에서 베타 아밀로이드의 축적 등으로 인해서 뇌의 변성이 시작되고 더 진행되어 증상이 나타나면 경도 인지 장애, 좀 더 진행되면 치매가 된다. 경도 인지 장애로 진단되어도 모두가 치매가 되는 것은 아니다. 치매로 진전하는 비율은 연간 5~15% 정도로 보고되고 있다. 또한, 인지 기능이 원래대로 되돌아가 그 후의 검사에서 정상으로 판정된 사람도 있다. 그 비율은 연간 14~44% 정도 된다. 인지 기능이 원래대로 돌아가는 것은 뇌가 가소성(회복력)을 가지고 있기 때문이다. 신경세포의 네트워크는 언제나 늘 변화를 계속한다. 어떤 부분이 쓸 수 없게 되더라도 다른 네트워크를 연결해서 바꾸는 것이 가능하다. 또한, 동물 실험의 결과에서는 운동 습관에 의해서 해마의 신경세포가 재생된다는 것이 밝혀졌다. 즉, 경도 인지 장애라고 하는 개념은 조기에 대처할 수 있는 계기를 마련해 준다고 볼 수 있다. 조기 단계에서 대처할수록 효과는 클 수밖에 없다.

1) 증상과 변질 영역에서 치매의 유형을 예측한다

경도 인지 장애는 알츠하이머 치매뿐만이 아니라 여러 치매로 이행된다. 그리고 반드시 치매로 가는 것도 아니다. 정상으로 되돌아올 수도 있다. 경도 인지 장애는 알츠하이머 치매로 진전이 많을 것으로 주목되지만, 사후 병의 소견을 조사한 바로는 알츠하이머 치매는 그리 많지 않은 것으로 나왔다. 발병 전에 여러 가지 질환이 포함되어 있다고 볼 수밖에 없다. 경도 인지 장애는 알츠하이머 치매만이 아니고 루이체 치매, 혈관성 치매 등 모든 치매로 이행할 수 있는 질환군이라 말할 수 있기 때문에 경도 인지 장애는 증상과 장애 영역에 따라서 치매의 종류를 예측할 수 있다. 기억 장애 이외의 인지 기능 장애가 없는 경우에는 알츠하이머 치매의 위험이 크다. 기억 장애에 더해서 다른 인지 장애가 있는 경도 인지 장애는 알츠하이머 치매와 뇌혈관성 치매에 걸릴 확률이 높다. 기억 장애가 없고 그 외에 다른 인지 기능 장애가 하나 있는 경도 인지 장애는 전두·측두엽 치매의 위험이 크다. 기억 장애가 없고 그 외의 다른 인지 장애가 복수로 있는 경우에는 루이체 치매나 뇌혈관성 치매에 걸릴 확률이 높다.

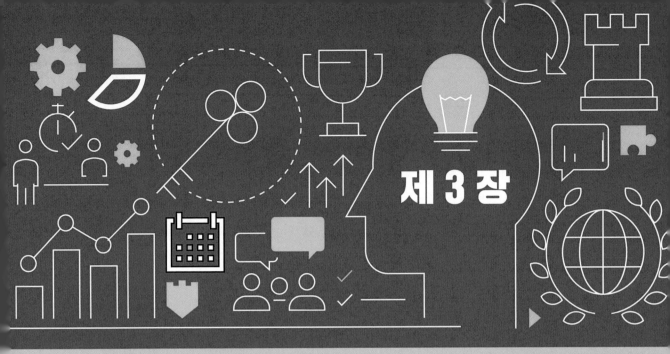

제 3 장

치매
―대처와 예방

1. 어떻게 해서 회복하고 예방할 수 있는가?

병원 치료 이외에도 할 수 있는 일이 많다. 대다수는 뇌의 기능을 활발히 해서 치매의 원인 물질을 자연적으로 대사하기도 하고 세포의 재생을 촉진하는 것이다.

"머리는 쓰면 쓸수록 좋아진다."라는 말은 사실이다. 치매도 마찬가지다. 확실하게 머리를 써서 활동하면 뇌는 활성화되고 쇠약해졌던 힘이 소생한다. 어느 정도로 뇌를 사용하는가는 치매의 예방과 치료에 있어서 가장 중요한 일이라고 해도 과언이 아니다. 하나의 뉴런에는 수만 개의 시냅스가 딸려 있다. 사람이 새로운 것을 경험한다든지, 재미난 이야기를 듣는다든지, 문제를 푼다든지 하면 새로운 수상돌기나 시냅스가 가지치기해서 다른 뉴런과 연결되어 새로운 회로를 만든다.

이렇게 해서 새로운 회로가 점점 만들어지면 과거의 기억과 새로운 기억이 연결되고 새로운 정보의 흐름이 완성된다. 이렇게 해서 뇌는 활발하게 움직이고 새로운 회로가 생기며 새로운 뉴런도 증가한다.

이것이 "머리는 쓰면 쓸수록 좋아진다."라고 하는 현상의 구체적인 이유이다. 역으로 머리를 쓰지 않으면 시냅스도, 뉴런도 줄어든다. 어떤 부위의 뉴런이나 시냅스가 없어지면 거기서 전달된 정보나 기억이 없어지는 현상이 일어난다.

다시 말하면 머리가 좋아진다는 것은 뇌의 신경 세포(뉴런)가 늘어나고 시냅스도 늘어나 정보 전달용의 회로가 늘어난다는 것이다.

예전에는 뇌의 신경 세포가 병이나 노화, 외상 등으로 손상되거나 줄어든다면 다시는 늘어나지 않는 것으로 생각했다. 그러나 20세기 후반에 이르러서는 생각이 바뀌게 되었다.

미국, 캐나다의 연구자들이 쥐에서 뇌 신경의 증식을 밝혀낸 것이 그 시작이었다. 1998년에는 사람의 해마에서도 분열했거나 새로 생겨난 세포가 발견되었다. 21세기에 이르러서는 누구의 뇌에서도 뇌의 신경 세포가 새로 생겨난다고 본다. 또한, 몇 살이 되어도 증가하는 것으로 알려졌다. 따라서 몇 살이 되어도 새로운 것에 흥미를 느끼고 학습하고 즐길 수 있다. 사고나 병으로 인해서 뇌에 장해를 입어서 팔을 쓸 수 없는 사람이 재활을 통해서 팔을 들어 올린다든지, 뇌경색으로 인해 좌측 측두엽 손상이 일어나 말을 할 수 없는 사람이 좌측 뇌가 회복되지 않았는데 간단한 발음이 가능한 경우 등이 그 예다. 이들은 장해를 입은 뇌가 회복된 것이 아니고 손상된 뇌의 주변 뇌에서 대리 역할의 새로운 능력을 발휘하기 시작했다고 생각하는 것이다.

신경 세포가 재생되지 않고도 시냅스를 증가하고 회로를 증설해서 필요한 능력을 뇌가 획득해 가는 것이다. 치매도 마찬가지로 여러 가지 노력으로 뇌의 기능을 활발하게 하는 것이 가능하다. 따라서 치매를 예방하기 위해서, 아니면 이미 치매를 겪고 있을지라도 포기하지 않고 노력하는 것이 중요하다.

2. 예방하고 회복하기 위해서는 어떻게 해야 하나?

앞에서 본 바와 같이 치매는 유전의 영향력이 미미하다. 생활 습관(먹는 것, 운동, 수면, 인지 활성화)과 밀접하게 관련되어 있다. 따라서 이들 요소가 갖는 메커니즘(mechanism)을 파악해서 치매를 예방하고 개선할 수 있도록 실행해 나가는 것이 중요하다.

나이가 들어 가면 아는 사람의 이름이 잘 기억나지 않거나, 지갑이나 열쇠 둔 곳을 몰라 찾는 일이 늘어나고, 약속을 깜박하거나 하려던 일이 무엇이었는지 기억이 잘 나지 않는 경우가 있다. 우리는 이런 일들을 건망증 정도로 치부하고 대수롭지 않게 생각할 수도 있다. 이때 우리가 간과해서 안 될 일은 치매는 아주 서서히, 매우 느리게 진행된다는 사실이다. 치매는 기억에 이상을 느끼고서(베타 아밀로이드 단백질이 침착되면서 생기는 노인반(senile plaque)이 나타나고서) 빠르면 4-5년, 길면 거의 20년을 경과해서 발병한다. "매우 천천히 진행된다는 인식"이 무엇보다 중요하다. 중앙치매센터의 발표에 의하면 60세-64세의 치매 발병률은 2.7%이지만 85세 이상 치매 발병률은 33.7%이다. 치매가 발병하기까지는 오랜 기간이 소요된다는 것을 뒷받침하고 있다. "치매가 매우 느리게 진행된다는 인식"은 기억에 이상을 느낀다면 대수롭지 않게 생각해서는 안 되고, 그때부터는 경각심을 갖고 꾸준히 관리를 해 나가야 한다는 것을 의미한다.

치매(알츠하이머 치매, 루이체 치매, 전두·측두엽 치매)의 발병을 완전하게 예방하기 위해서는 발병의 원인이 되는 이상 단백질 축적과 신경 세포의 감소를 방지하고, 혈관성 치매에서는 혈관 장애, 특히 혈관 경색을 방지해야만 한다.

이상 단백질의 축적과 신경 세포의 감소는 치매 예방과 개선에 영향을 주는 주요 요소(수면, 식사, 운동, 인지 활성화)에 직접적 영향을 받는다. 제4장 치매-예방과 개선 요인 관리에서는 이들 요소들이 어떻게 영향을 미치는지를 다루고 있다. 여기서 이들 주요 요소들(수면, 식사, 운동, 인지 활성화)과 단백질 축적 및 신경 세포 감소와의 관련성을 정확히 파악해서 이들 요소들을 꾸준히 관리해 나간다면 이상 단백질 축적을 방지하고 신경 세포의 감소도 방지할 수 있다.

혈관성 치매에서는 원인이 되는 혈관 장애가 동맥 경화를 기초로 일어난다. 동맥 경화의 진행을 가속하는 것은 생활 습관 병(고혈압, 당뇨병, 등)이다. 고혈압이 오래 지속되면 뇌경색을 가져온다. 이들 주요 요소들 중에 물론 다른 요소들도 영향을 주지만 식사는 생활 습관 병과 혈관 경색에 관련이 깊다. 혈관 경색을 방지하고 혈당치와 혈압을 내리는 식사가 중요하다.

일반적으로 치매(이상 단백질의 축적, 신경 세포의 감소)에 영향이 있는 주요 요소 중 식사 수면 운동에 대해서는 다소의 인식을 가지고 관리를 하려고 노력하는 경향이 있지만 인지 활성화에 대해서는 소홀히 하는 경향이 있다. 하지만 신경 세포의 감소를 방지하기 위해서는 인지 활성화 프로그램을 지속적으로 해 나아가는 것이 절대적으로 필요하다.

인지 활성화 프로그램을 계속해 나가는 것은 뇌의 신경 세포(뉴런)를 늘어나게 하는 것만이 아니고, 시냅스도 늘어나게 해서 정보 전달용 회로가 늘어나게 하는 만큼 이는 치매의 발병을 예방(신경 세포의 감소를 막는 것)하는 것만이 아니고, 치매에서 회복시키는 데에는 절대적으로 도움이 된다. 당연히 기억력 향상에도 도움이 된다. 훈련을 계속하면 정상인의 경우 20%까지 기억력이 개선될 수 있고, 경인지 장애 환자들은 열에 아홉이 향상된다. 치매 전문가들이 치매에 대해서 이야기할 때 대부분 수학문제 풀이를 꾸준히 하도록 권장하고 있다. 이는 인지 활성화를 시키는 데 좋은 방법 중에 하나이기 때문이다. 화투를 하거나 바둑을 두는 것도 다소 도움이 될 수 있지만 이는 자극의 강도가 미약하여 치매를 확실하게 방지하거나, 치매에서 회복하는 데는 매우 부족하다. 본 서에 수록된 인지 활성화 프로그램은 강도가 높을 뿐더러 적절히 균형된 자극들로 구성되어 있다. 무엇보다 중요한 것은 꾸준히 해야만 한다. 필자의 "기억력 회복과 건망증 탈출" 시리즈 1, 2, 3, 4권(북랩 출판사)과 치매 완전 정복의 인지 활성화 프로그램은 150일 분량으로 구성되어 있다. 이, 삼 일에 한 번씩만(1일 분량) 한다면 1년 내내 인지를 활성화할 수 있는 충분한 분량이라고 생각한다. 꾸준히만 해 간다면 치매에 걸릴 가능성은 거의 없다. 치매 회복을 위해서라면 2일에 1일 분량 이상을 권한다.

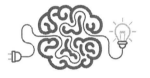

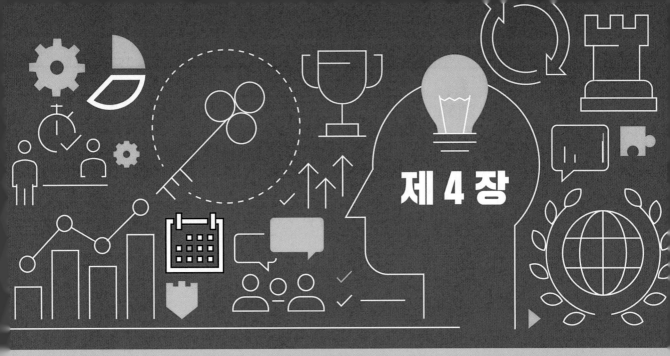

제 4 장

치매
-예방과 개선 요인 관리

1. 치매 예방과 개선에 영향을 주는 주요 요소(수면, 식사, 운동, 인지 활성화) 중 수면

1) 수면 부족은 치매에 직간접적으로 영향을 준다

불면증이 지속되어서 잠자는 시간이 부족하거나 수면의 질이 떨어지면 육체적·정신적으로 여러 가지 문제가 발생할 수 있다. 극심한 피로감으로 일상생활에 지장을 겪는 것은 물론이고 고혈압, 당뇨병, 뇌졸중, 심근 경색 등 심장 질환의 위험이 커진다. 이들 질병이 치매의 발병에 간접적으로 영향을 줄 뿐더러 수면의 질은 치매 발병에 직접적으로 영향을 미친다. 수면 장애가 계속되면 치매의 발병 위험을 높인다는 연구 결과도 있다.

여성 약 1,200명을 5년간 추적해서 조사했더니 낮에 활동성이 떨어지고 밤에 잠을 잘 자지 못하는 사람은 그렇지 않은 사람보다 경도 인지 장애에 걸릴 위험이 약 1.57배 높다는 결과가 나왔다.

수면과 뇌의 관계는 매우 복잡하고 중요하다. 먼저 수면 중에 해마에서는 하루 동안 입력된 정보의 정리가 이루어진다. 해마는 정보를 받아들여서(부호화해서) 거기서 필요한 정보는 대뇌의 각각의 영역으로 전달하여 보존한다. 불필요한 기억은 소거해 버린다. 이때 불필요한 기억을 전달해 온 뇌세포의 시냅스는 끊어져서 소멸한다고 본다. 해마가 이처럼 기억의 취사선택을 행하는 것은 수면 중이다. 이를 통해서 뇌는 정보 정리를 완전히 한다.

또한, 수면 중의 뇌에서는 여러 가지 호르몬이 분비되어 전신의 건강 유지를 도모한다. 예를 들면, 성장 호르몬의 분비는 막 잠들고 나서 이루어진다. 이 호르몬은 어린아이들에게는 발육을 촉진한다. 어른에게는 조직의 손상을 회복시키고 새로운 세포를 만드는 일을 촉진한다. 뇌세포가 파괴되어서 일어나는 치매의 예방과 개선에 있어서 중요한 호르몬이다. 수면 중에 계속 분비되는 멜라토닌(melatonin) 호르몬은 암을 예방하고 세포의 노화를 억제한다. 또한, 수면과 각성의 리듬을 조정한다.

2) 수면 부족은 알츠하이머 치매를 일으키는 뇌 손상에 결정적인 영향을 준다

수면 부족이 알츠하이머 치매와 관계가 있으리라는 점은 오래전부터 알려져 왔었다. 그러나 과학자들은 수면 장애가 어떻게 알츠하이머 치매를 유발하는지는 많이 알아내지 못했다. 최근 미국 워싱턴 대학교(University of Washington) 의대 연구팀은 쥐와 사람에 대한 연구를 통해 수면 부족이 알츠하이머 치매를 일으키는 핵심 열쇠인 타우 단백질 수치를 증가시킨다는 사실을 발견했다. 이와 함께 쥐를 이용한 후속 연구에서 수면 부족은 독성을 지닌 타우 단백질 덩어리가 뇌로 퍼지는 것을 가속한다는 사실을 확인했다[과학 저널 『사이언스(Science)』의 2019년 1월 발표]. 독성 타우 단백질 축적은 뇌 손상을 나타내는 징후로써 치매에 이르는 결정적 단계이다.

타우 단백질은 건강한 사람의 뇌에서도 발견된다. 그러나 특정한 조건이 되면 서로 뭉치고 엉켜서 인접 조직에 손상을 입히고 인지 저하의 증상을 나타낼 수 있다. 연구팀은 엉킴의 확산이 수면에 의해서 영향을 받는지를 연구하기 위해서 쥐의 해마에 작은 타우 덩어리를 주입한 다음, 일부 쥐는 장시간 깨어 있게 하고 일부 쥐는 원하는 대로 자게 했다. 4주 뒤에 확인한 결과 타우 엉킴은 수면이 부족한 쥐에게서 더 많이 퍼졌다. 특히 알츠하이머 환자에게 영향을 미치는 동일한 뇌 부위에 새로운 엉킴들이 나타났다.

결론적으로 이번 발견은 정상적으로 사고와 행동을 하며 깨어 있는 시간에는 타우 단백질이 일상적으로 분비되고, 밤에는 분비가 줄어들어서 사라진다는 사실을 보여 준다. 그러나 수면 부족은 이런 사이클을 방해해 타우 단백질이 쌓이게 하고 해로운 엉킴이 축적되도록 촉발하는 것이다.

3) 잘 자면 뇌가 깨끗해질 수 있다

수면이 건강에 있어서, 특히 치매의 예방이나 개선에 있어서 중요하다는 것을 나타내는 연구 보고가 있다. 수면 중의 뇌세포는 깨어 있을 때보다 체적이 줄어든다. 깨어 있을 때보다는 현저하게 줄어든다. 그 때문에 뇌세포와 뇌세포 사이의 간격은 크게 넓어진다. 여기에 척수액이 흘러내려서 뇌의 노폐물을 씻어서 흘려보낸다. 뇌세포가 줄어들어서 노폐물이 흘러나가기 쉬워지는 것이다. 즉, 수액이 노폐물을 회수하는 것으로 보고 있다. 노폐물에는 알츠하이머 치매 등의 원인 중 하나인 베타 아밀로이드 단백질도 포함되어 있다. 알츠하이머 치매는 베타 아밀로이드라는 단백질이 비정상적으로 쌓이면서 뇌 신경 세포의 기능 장애를 유발해 발병된다고 이미 치매의 유형에서 기술한 바 있다. 깨어 있을 때 발생한 베타 아밀로이드는 깊은 잠을 자는 동안에 몸 밖으로 자연스럽게 배출되는데, 잠을 잘 자지 못하면 그대로 뇌에 축적되어 알츠하이머 같은 퇴행성 질환을 일으킨다. 그 외에도 뇌에 불필요한 단백질 등이 쓰레기로 회수된다고 본다. 결국 충분한 수면은 치매의 예방이나 진행 억제와 직접적인 관계가 있다고 할 수 있다.

반대로 수면 부족이 계속되면 우리의 뇌 안은 단백질 쓰레기투성이와 같은 상태가 된다. 이는 곧 질병 유발의 원인이 된다. 수면 부족이 왜 우리 몸에 좋지 않은지는 이 수면 시의 정화 시스템으로 설명할 수 있다. 수면은 뇌세포의 청소 시간이자 치매 예방 및 개선에 있어서 없어서는 안 될 시간이다. 푹 자서 뇌를 깨끗하게 해 두는 것은 무엇보다 중요하다.

최근에는 국내 연구진이 세계 최초로 치매 등 뇌 관련 질환을 유발하는 뇌 속 노폐물이 배출되는 경로를 밝혀냈다. 기초과학 연구단은 노폐물이 섞인 뇌척수액을 뇌 밖으로 배출하는 주요 통로가 뇌 하부에 위치한 뇌막 림프관이라는 사실을 동물 실험을 통해서 밝혀냈다[『네이처(Nature)』의 2019

년 10월 발표]. 노폐물이 어떻게 배출되는지는 밝혀지지 않았다. 그러나 배출구가 밝혀졌으므로 후속 연구가 주어진다면 수면 시의 정화 시스템은 앞으로 수정 및 보완 가능성이 충분하다.

4) 수면에 대한 기초 지식

치매와 수면은 밀접한 관계가 있고 치매의 예방 개선에는 수면이 꼭 필요하다는 것을 알았다. 그러면 수면이 어떻게 이루어지는가를 좀 더 살펴볼 필요가 있다.

수면은 각성의 반대인 것 같지만, 이 두 상태는 많은 공통점이 있다. 우리는 잠잘 때도 사고한다. 잠을 자는 동안에도 기억을 형성한다. 대부분의 성인은 7시간 반 정도 잔다. 이 시간은 사람마다 크게 다르다. 어떤 사람은 훨씬 적게 자고, 어떤 사람은 더 많이 잔다. 잠자는 패턴 또한 사람마다 다르다. 일찍 자고 일찍 일어나는 종달새형이 있고, 늦게 자고 늦게 일어나는 올빼미형이 있다.

우리의 많은 신체 기능들(체온, 신진대사, 혈액, 오줌의 성분과 같은 기능들)은 그 자체로 상승과 하강이 있어서, 대략 24시간 주기를 가지면서 낮 동안의 어떤 때에는 정점에 이르고 밤중에는 낮아지게 된다. 이러한 주기적 패턴들은 24시간 주기 리듬(circadian rhythm)이라고 알려진 일종의 생물학적 시계를 이룬다. 시간대가 다른 나라로 여행할 때 피로나 생기 부족 등이 나타나는 이유는 24시간 주기 리듬의 방해에 의해서 생기는 것이다. 새로운 시간에 적응하기 위해서는 며칠이 걸릴 수 있다.

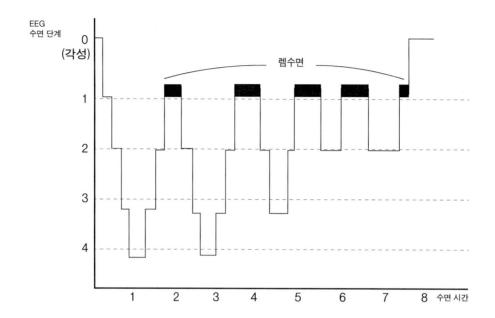

수면의 단계

- 이 도표는 밤 동안의 수면 단계의 순서와 기간에 관한 전형적인 예를 보여 준다. 이 피험자는 0단계(각성)에서 시작해서 첫 1시간 동안에 연속해서 1단계에서 4단계까지 지나갔다. 그다음에 그는 3단계, 2단계 및 렘 단계로 되돌아갔다. 렘(REM)은 'EEG' 패턴에서는 1단계와 비슷하지만, 여기서는 신속한 안구 운동이 수반된다. 각 수평선 부분의 넓이는 그에 대응하는 수면 단계의 기간을 나타낸다. 피험자에 따라서 개인차가 있다. 그러나 일반적인 패턴은 렘 단계가 일어나기 전인 첫 1시간 동안에 최초의 네 단계를 통과하는 것이다. 3단계와 4단계는 렘 단계가 더욱 우세해지는 밤의 후반에서는 사라지는 경향이 있다.

수면의 깊이

- 어떤 사람들은 쉽게 깨어나고, 또 어떤 사람들은 잠에서 깨는 것을 힘들어 한다. 잠자는 동안의 자발적 뇌 활동과 연관된 두피상의 전기적 변화들이나 뇌파에 대한 도표의 기록은 뇌전도(electroencephalogram), 또는 'EEG'라고 불린다. 뇌파들의 형태에 대한 분석은 수면에는 다섯 단계들, 즉 네 단계의 깊이와 신속 안구 운동(Rapid Eye Movement, REM) 수면이라고 알려진 다섯 번째 단계가 있다는 것을 시사한다.

  일반적으로 잠을 자는 사람은 3단계와 4단계에서 잠을 깨기가 어렵다. 성인이 한 시간가량 자면 1단계에서 4단계를 지나갔다가 그다음부터는 3단계, 2단계로 해서 그다음 1단계의 EEG 패턴이 다시 나타나지만, 깨어나지는 않는다. 그 대신에 신속한 안구 운동들이 기록상에 나타난다. 이 단계를 렘(REM)수면이라고 하며 다른 단계들은 비(非)렘(REM)수면이라고 한다. 이 단계들은 밤 동안에 교대로 나타난다. 신생아는 수면 시간의 약 절반이 렘수면이다. 이러한 비율은 나이가 증가하면 차차 떨어지고, 성인이 되면 18%나 그 이하로 떨어지게 되어 노인이 될 때까지 꾀 일정하게 유지된다.

  모든 연령의 사람들은 처음에는 4단계까지 갔다가 3단계, 2단계를 거쳐서 렘 단계, 그다음으로는 3단계까지 갔다가 2단계, 렘 단계, 그다음부터는 2단계와 렘 단계를 오간다.

렘수면과 비렘수면

- 비렘수면 동안에는 안구 운동은 거의 없으며 심박과 호흡은 느려지지만, 근육들은 아직 상당한 긴장도를 유지한다. 이와는 대조되게 렘수면 동안에는 신속한 안구 운동이 분당 약 40에서 60회 정도 일어나며, 호흡과 심박은 보다 더 신속하고 불규칙적이며 근육들은 특히 머리와 목 주위에서 매우 이완된다.

이론가들은 수면이 별개의 두 가지 기능들, 즉 하나는 신체적 회복이고 다른 하나는 심리적 회복을 수행한다고 제안해 왔다. 신체적 회복은 아마 낮은 뇌파의 깊은 수면 단계(3, 4단계)에서 일어나는 반면에 심리적 회복은 렘수면 동안 일어날 것이라고 한다. 이러한 견해를 지지하는 다수의 증거가 있다. 예컨대, 심한 신체적 운동은 렘수면 시간에 영향을 주지 않고 낮은 뇌파의 수면, 특히 4단계의 수면에 소요되는 시간을 증가시킨다. 이에 비해서 더 높은 렘수면의 백분율은 심각한 심리적 문제를 가진 입원 환자들에서 일어난다는 것이 발견되었다. 더욱이 여성은 성마름 우울 및 불안의 특징이 있는 시기인 월경 전 단계 동안에 더 긴 렘수면 시간을 갖는 경향이 있다.

5) 수면 문제

밤에 잠을 자지 못하는 불면증은 어떤 사람에게는 매우 문제가 된다. 수면 문제를 피하는 방법에 대해서 연구자들과 임상가들 간에 상당한 견해 일치가 있는 것을 요약하면 다음과 같은 사항이 있다.

① 규칙적인 수면 스케줄

- 숙면에는 규칙적인 신체 리듬이 필수이다. 잠자리에 들고 일어나는 규칙적인 스케줄을 수립하라. 잠든 시각에 상관없이 정해둔 시각에 기상하는 습관을 기르다 보면 정상적 수면 리듬을 찾는 데 도움이 된다. 또한, 낮잠에 대해서 일관성을 가져라. 어쩌다가 낮잠을 자거나 주말 동안 늦게까지 잠을 자지 않는 것은 수면 주기를 혼란스럽게 만들 수 있다. 노년층의 경우에는 수면 유도 호르몬인 멜라토닌 분비가 줄면서 불규칙한 수면이 이루어질 수 있다. 멜라토닌은 밤 10시에서 새벽 2시 사이에 가장 활발하게 분비된다. 가능하면 이 시간에 잠자리에 드는 것이 좋다.

② 알코올과 카페인

- 잠자기 전에 독한 술을 마시는 것은 잠드는 데에는 도움을 줄 수 있지만, 이것은 수면 주기를 혼란스럽게 만들고 다음 날 일찍 잠에서 깨게끔 만들 수 있다. 커피나 카페인이 들어 있는 음료수들을 멀리하라. 꼭 마셔야겠다면 따뜻한 우유를 마셔라.

③ 잠자기 전의 식사

- 잠자기 전에 과식하지 말라. 잠자기 전에 좀 먹어야겠다면 가볍게 먹어라.

④ 운동

- 규칙적인 운동은 잠을 잘 자게 하는 데 도움이 되지만, 잠자기 바로 전에는 심한 운동을 하지 말라.

⑤ 수면제들

- 수면제들을 사용할 때 조심하라. 수면 주기를 혼란스럽게 만들며 장기적인 사용은 필연적으로 불면증을 일으킨다.

⑥ 이완

- 잠자기 전에는 긴장을 주는 생각을 피하고 몸과 생각을 이완시키는 데 도움을 주는 활동들(따뜻한 물로 목욕하거나 몇 분간 가벼운 음악을 듣는 것 등)을 하라. 자신이 편하게 느끼는 실내 온도를 유지하라.

⑦ 모든 것이 실패할 때

- 잠들기가 어려우면 일어나지 말라. 잠자리에 있으면서 이완하도록 노력하라. 그래도 점점 긴장이 되면 잠깐 동안 일어나서 불안을 감소시키는 어떤 편안한 것을 하라. 자신을 지치도록 만들기 위해서 어떤 형태의 심한 운동을 하는 것은 좋은 생각이 아니다.

2. 치매 예방과 개선에 영향을 주는 주요 요소(수면, 식사, 운동, 인지 활성화) 중 식사

1) 치매를 예방 및 개선하는 식사는?

건강과 식사의 관계를 다시 한번 생각해 본다. 물질적으로 생각해 보면 우리의 몸은 우리가 그동안 먹은 것으로 되어 있다. 무엇을 어떻게 먹었는가가 현재의 몸에 반영되어 있고, 무엇을 어떻게 먹을까는 앞으로의 우리 몸을 나타내는 것이다. 치매에 있어서도 마찬가지다. 예방이나 개선을 가져오는 식사가 있으며, 악화나 증세의 진행을 가져오는 식사도 있다. 치매를 불러일으키는 기초 질환, 당뇨병, 고혈압, 이상 지질증 등은 혈관과 혈액에 문제가 있는 병이다. 뇌세포도, 혈관도 혈액에 의해서 영양을 보급하고 노폐물을 대사한다. 이들에게 문제가 있으면 뇌세포에 문제가 발생한다. 이는 역으로 이들이 개선된다면 뇌세포로 전달되는 영양 상태도 좋아지고 대사도 개선되어 치매의 예방 및 개선에 연결된다는 것이다. 당뇨병을 가진 사람은 그렇지 않은 사람에 비해서 치매에 걸릴 확률이 높지만, 혈당치를 내려서 정상치로 돌린다면 치매로 가는 길을 차단하고 치매일 경우에는 개선에 큰 도움이 된다. 또한, 고혈압이나 이상 지질증은 동맥경화를 가져오는데, 이것이 원인이 되어 뇌의 혈관이 막히고 파열되어서 혈관성 치매가 일어난다. 따라서 혈압이나 혈액, 혈관 상태를 건전하게 유지 및 보전하면 이 또한 예방이 가능하므로 혈당치와 혈압을 내리는 식사는 매우 중요하다.

고혈압을 막기 위해서 미국에서 고안된 식사가 'DASH'식이다. 'DASH'식에서 권하는 식품은 야채, 대두 제품, 생선류, 저지방의 유제품, 해조류 등이고 피해야 할 식품으로는 기름기가 많은 소, 돼지고기, 콜레스테롤이 높은 생크림, 버터(butter) 등을 꼽는다.

'DASH'식은 혈당치나 혈압을 내리고 혈관을 정상으로 유지하는 데 도움이 된다. 혈관성 치매뿐만 아니라 전체적인 치매를 개선하고 예방하기 위해서도 중요한 요소 중의 하나가 바로 식사이다. 식사를 어떻게 할 것인가는 자주 등장하는 이야기지만 그만큼 중요하다. 균형 있는 영양소를 적당한 칼로리로 먹는 일이 바로 좋은 식사다. 식물 섬유(야채, 버섯, 해초류, 대두 제품)를 적극적으로 먹는다. 육류나 생선은 균형 있게 섭취한다. 생선은 DHA나 EPA가 풍부한 등푸른생선(청어, 꽁치, 정어리, 고등어 등)을 의식적으로 먹는다. 이들에 들어 있는 오메가 3은 치매의 예방 및 개선에 도움이 되는 것으로 주목받고 있다. 밥이나 빵, 면류 등의 탄수화물은 혈당치를 급격하게 올리는 식품이다. 당질을 너무 많이 섭취하면 당질이 중성 지방으로 변해서 지방으로 축적되어 비만이 된다. 지방이 늘어나면 인슐린의 기능이 악화되어서 당뇨병을 일으킨다. 필요한 식품이지만, 너무 많이 먹는 것은 좋지 않으므로 가급적 줄이는 게 좋다. 한 가지 방법은 먹는 순번을 채소부터 먹고 탄수화물은 맨 뒤에 먹는 것이다.

전 세계의 여러 지역에서 식습관과 치매의 관계에 관한 조사가 이루어지고 있다. 조사 결과는 반드시 같지는 않으나 역시 치매가 발생하기 쉬운 식사, 발생하기 어려운 식사가 있는 것 같다.

2015년에 미국 시카고의 러쉬 대학 의료 센터(Rush University Medical Center)의 연구 그룹에서 MIND 식사법(Mediterranean-DASH intervention for Neurodegenerative Delay)은 알츠하이머 치매를 예방하는 데 효과가 높다고 발표했다. 이 그룹은 58세에서 98세 사이의 정상인 923명의 식생활을 평균 4년 반에 걸쳐서 추적 조사했다. 그 가운데 144명에게서 알츠하이머 치매가 발생했다. MIND 식사법을 그다지 준수하지 않은 그룹에 비해서 어느 정도 준수한 그룹이 치매 발생 위험이 약 35% 정도 낮고, 엄밀하게 준수한 그룹은 약 53%나 낮았다. 또 다른 분석에서는 이 식사법이 정상적으로 나이를 많이 먹어 가는 데 따르는 인지 능력의 저하를 예방한다는 것을 밝혀내었다. MIND 식사법을 엄밀하게 준수한 사람들은 그다지 준수하지 않은 사람들에 비해서 인지적으로 약 7.5년이나 젊다는 것을 발견했다(『The Journal of the Alzheimers Association』의 2015년 2월 발표).

MIND 식사법은 지중해식 식사법(올리브유, 마늘, 생선류 및 토마토 등의 녹황색 야채를 많이 먹는 식사법)과 DASH 식사법(권장 식품으로는 야채, 어류, 대두 제품, 저지방 유제품 등이 있으며 줄여야 할 식품으로는 소고기, 돼지고기, 크림 등을 꼽는 고혈압 관리용 식사)을 융합해서 만든 것이다.

MIND 식사법은 적극적으로 권장하는 식재료 10개 항목[양배추 등의 담색 야채, 시금치 등의 녹황색 야채, 우엉, 무, 양파 등의 기타 야채, 콩류, 곡물류, 올리브유, 생선류, 블루베리(blue berry) 등의 베리(berry)류, 와인, 너츠(nut)류, 닭고기]과 피해야 할 식재료 5개 항목[기름기가 많은 소, 돼지고기, 포화 지방산이 많은 버터(butter), 마가린(margarine), 치즈(cheese), 패스트푸드(fast food), 과자]으로 구성되어 있다.

지중해식 식사법은 올리브유, 황색 채소, 너츠, 적 와인, 파스타, 생선류로 구성되어 있다.

미국에서 65세 이상 약 2,000명을 대상으로 4년에 걸쳐서 행한 조사에서는 지중해 식사를 하는 사람들은 그렇지 않은 식사를 하는 사람들보다 알츠하이머 치매에 걸린 사람이 약 40%나 적었다.

또한, 카레를 많이 먹는 인도는 고령자의 치매 발생률이 미국의 약 4분의 1이다.

이러한 식습관과 치매의 관계 그리고 식품 성분의 분석 등을 통해서 치매 예방 및 개선에 효과가 있는 식품이나 성분이 조금씩 밝혀지고 있다.

2) 치매와 연관된 개별 식품들

(1) 알코올(alcohol)

- 술을 마시는 사람과 마시지 않는 사람을 비교해서 알코올이 치매에 미치는 영향을 조사한 연구 결과에 따르면 적당량의 술을 마신 사람이 마시지 않는 사람보다 치매에 걸릴 확률이 낮다고 한다. 알코올 섭취가 뇌의 해마에서 분비되는 신경 전달 물질인 아세틸콜린을 자극한다고 볼 수 있으나, 그 이유는 분명치 않다. 적포도주라면 포도에 들어 있는 폴리페놀(poly-phenol)의 작용으로 볼 수는 있다. 그래서 붉은 포도주는 도움이 된다고 하나 알코올은 지나치게 마시게 되면 뇌를 위축시킨다. 알코올성 치매라는 것도 있다. 따라서 술을 너무 많이 마시는 것은 좋지 않다.

  프랑스에서 100만 명 이상을 대상으로 행해진 최근의 조사 연구에 의하면 알코올 의존증이나 알코올 장애자는 남성은 약 3.4배, 여성은 약 3.3배 정도 치매 위험이 더 큰 것으로 나타났다.

  도를 넘는 음주를 계속하면 조기에 치매에 걸릴 확률이 높다. 적당량을 즐겁게 마시는 것이 건강의 비결이다. 적당량의 음주는 혈관을 확장해서 혈액의 흐름을 촉진하고 피로 해소에 효과가 있다는 정도다. 개인차가 있겠지만, 일반적으로 1일 20g(와인 200㎖, 맥주 500㎖) 정도가 적당하다고 보고 있다.

(2) 소금

- 한국인의 소금 섭취량은 2017년을 기준으로 3,669㎎으로, 세계보건기구(WHO)의 권장량인 2,000㎎을 훌쩍 넘는다. 한국인의 식단 특성상 국이나 찌개, 간장, 고추장, 각종 젓갈 등이 많다 보니 기준치보다 많이 섭취하게 된다.

그런데 미국 연구진은 고염식을 하면 인지 기능을 떨어뜨리고 알츠하이머 치매를 유발할 가능성까지 높인다고 밝혔다. 미국 코넬 대학교(Cornell University) 의대 뇌·마음 연구소와 워싱턴 대학교(University of Washington) 신경 질환 연구 센터의 공동 연구팀은 쥐 실험을 통해 나트륨 함량이 높은 식사를 계속하면 알츠하이머 치매의 원인인 타우 단백질의 변형과 축적을 가져와 인지 기능까지 떨어진다는 사실을 발표했다(『네이처』의 2019년 10월 발표).

염분은 인간의 몸에 필요한 요소다. 그러나 많이 섭취하면 좋지 않다. 염분을 많이 섭취하면 혈액 중의 나트륨 농도가 올라가서 이를 낮추기 위해서 혈액에 많은 수분을 들어오게 해서 결과적으로 혈액의 전체 양이 늘어나기 때문에 혈관 벽에 압력이 가해져 혈압이 올라간다. 그렇기 때문에 염분은 가장 주의해서 섭취해야 할 것이다. 염분은 혈압을 높이는 최대의 요인이 된다. 또한, 염분은 전신의 염증을 촉진하는 물질이다. 나트륨이 많이 들어간 국이나 면류를 먹는 횟수를 줄이면 과잉 섭취를 막을 수 있다.

(3) 탄수화물과 당류

- 탄수화물과 당류 섭취가 지나치게 많으면 비만은 물론이고 당뇨병, 고혈압, 이상 지질증 등의 심혈관 질환의 위험이 커진다.

(4) 마늘

- 마늘은 무엇보다도 강력한 항산화 작용을 가지고 있다. 또한, 혈전을 용해시키고 혈류를 촉진해서 동맥경화나 고혈압, 이상 지질증 등 혈액과 혈관에 관련된 병을 방지하는 기능이 있다. 더불어서 이러한 기능 때문에 뇌의 혈류를 좋게 한다. 그리고 전 세계의 연구진은 마늘의 성분에 치매의 예방과 개선에 효과가 기대되는 물질들이 함유되어 있다고 보고 연구를 진행 중이다.

(5) 폴리페놀(polyphenol)

- 치매, 특히 알츠하이머 치매는 베타 아밀로이드 단백질이나 타우 단백질 등이 축적되는 것이 최대의 원인이다.

이들의 축적을 방지하는 것으로 주목되는 것이 폴리페놀(polyphenol)이다. 이는 활성 산소(유해 산소)를 해가 없는 물질로 바꿔 주는 항산화 물질 중의 하나이다. 즉, 폴리페놀은 항산화 능력이 커서 다양한 질병에 대한 위험도를 낮춘다고 보고되어 있다. 또한, 폴리페놀은 항암 작용과 함께 심장 질환을 막아 주는 것으로 알려져 있다. 폴리페놀은 자연계에 수천 가지가 있다고 한다. 이는 식물이 엄격한 자연환경이나 외적으로부터 몸을 지키기 위해서 만들어 낸 성분이라고 보인다.

특히 치매에 효과가 높은 것은 녹차, 적포도주, 과일, 초콜릿에 함유된 폴리페놀류이다.

(6) 기타: 구루구민(kurkumin), 커큐민(curcumin), 비타민 E

- 최근에 주목받는 것은 울금에 들어 있는 구루구민(kurkumin)이다. 이 성분은 베타 아밀로이드 단백질의 축적을 방지하는 것뿐만 아니라 뇌 신경에 축적된 것을 제거하는 기능이 있다는 연구 보고가 있다.

카레(curry)의 주원료인 강황에 들어 있는 커큐민(curcumin)은 항암, 항산화 작용을 해서 암을 예방하고 면역력을 증가시키며 치매 예방 및 기억력 향상에 좋다. 실제로 카레를 즐겨 먹는 인도의 경우, 노인성 치매, 즉 알츠하이머 치매 발생률이 미국의 4분의 1에 불과하다고 앞에서 기술한 바 있다.

비타민 E는 사람을 젊게 하는 호르몬으로 불린다. 대표적인 항산화 비타민이다. 전신에 폭넓게 분포되어 있으나 특히 세포막 내에 존재해서 세포 지질의 산화를 방지하고 병이나 노화를 방지한다. 치매의 예방이나 진행의 억제, 인지 기능의 개선에 유효하다고 보고 있다.

3) 어떻게 식사할 것인가

65세 이상의 건강한 노인(이가 좋은 노인, 이가 부실한 노인) 약 4,400명을 대상으로 4년간 추적 조사를 한 연구 결과를 보면, 자기 이가 거의 없으면서 의치도 사용하지 않는 사람은 20개 이상의 본래 이를 가지고 있는 사람에 비해서 치매의 발생이 약 1.85배나 높다는 것이 알려졌다. 또한, 본래이가 없더라도 의치를 한 사람은 그렇지 않은 사람보다 치매 발생 위험이 약 40%나 낮다는 것도 밝혀졌다. 그 이유로 들 수 있는 것 중의 하나가 이가 없으면 확실하게 잘 씹어 가면서 먹을 수 없다는 것이다. 자연히 씹는 횟수가 줄고 그래서 뇌의 자극이 줄어드는 것과 관계가 있다.

또한, 일이나 가사로 일상생활에 쫓기다 보면 단시간에 식사를 마치는 경우가 허다하다. 그만큼 잘 씹어 가며 천천히 먹는 사람은 거의 많지 않으리라고 본다.

실제로 음식물을 잘 씹는 것은 우리의 뇌나 몸에 이로운 점이 많다. 잘 씹어서 먹는다는 것은 뇌 신경이 자극되므로 혈류가 증가하여 뇌 활성화를 촉진하고, 수액이 증가하여 충치나 잇몸 질환을 예방하고 위장의 활동을 원활히 하는 등 뇌나 몸에 좋은 영향이 많다.

4) 빠른 식사가 비만을 가져온다

빠르게 식사하는 습관은 비만에 영향을 주고 비만은 당뇨병, 고혈압 및 심장병의 높은 발생률에 기여하고 있다. 이러한 당뇨병, 고혈압 및 심장병은 또한 치매에 영향을 주고 있다. 빠른 식사가 왜 비만에 기여하는가는 다음과 같은 이유라고 추측된다. 인간의 뇌에는 식사를 통제하는 섭식 중추

(feeding center)와 포만 중추(satiety center)가 있는데, 이들은 위장의 충만도, 혈당 수준, 뇌의 온도에 반응하게 되어 있다. 배가 고프면 섭식 중추가 활동해서 음식을 먹게 되는데, 이때 음식물을 빨리 먹게 되면 포만 중추가 포만감을 감지해서 식사 행동을 중지시키기 전에 이미 더 많이 먹어버리게 되고 만다. 이렇게 과잉 섭취한 영양소들은 비만에 기여한다.

3. 치매 예방과 개선에 영향을 주는 주요 요소(수면, 식사, 운동, 인지 활성화) 중 운동

1) 운동을 하면 뇌의 신경 세포가 늘어난다

치매를 예방하거나 치매의 진행을 억제하고 쇠약한 인지 기능을 소생시키는 데 효과적인 요소로는 수면, 식사, 인지 활성화와 더불어서 운동이 있다. 운동은 그만큼 중요한 요소이다. 근래에 와서는 치매를 연구하는 전문가들은 하나같이 운동이 인지 기능의 향상에 도움이 된다고 입을 모아서 이야기한다.

운동을 하면 비만을 해소할 수도 있고, 당뇨병, 고혈압 등을 예방할 수 있으며 개선할 수도 있다. 이들 혈관에 관련된 생활 습관 병은 치매를 가져오기 쉬운 요건이다. 특히 당뇨병은 그렇지 않은 사람보다 몇 배나 더 치매에 걸리기 쉽게 만든다. 따라서 운동은 생활 습관 병의 예방 및 개선에 영향을 주고 이에 따라서 이차적으로 치매의 억제에 영향을 줄 뿐만 아니라 또한 직접적으로도 영향을 미친다.

운동을 하면 전신의 혈류가 좋아지고 뇌로 공급되는 혈액이나 산소 공급도 잘된다. 반면에 운동 부족은 전신이 위축되고 치매의 유발에 큰 요인이 된다. 운동하는 것으로 치매의 주변 문제가 개선된다는 점은 주지의 사실이다. 운동이 가져오는 효과에 대해서 임상 시험을 한 결과를 보면 인지 기능 개선이나 뇌의 위축 억제 등 양호한 결과가 나왔다. 그만큼 운동은 치매 예방 효과가 높을 뿐만 아니라 이미 치매를 앓고 있는 사람의 진행 억제나 증상 개선에 큰 역할을 하고 있다.

쥐를 대상으로 한 해마 신경 세포의 연구에서 늙은 쥐를 스트레스를 느끼지 않을 정도로 운동을 시켰더니, 신경 세포를 만드는 데 중요한 물질이 증가했다. 그리고 그 결과로 해마의 신경 세포가 새롭게 늘어났다(미국 과학 잡지 『FASEB jounal』의 2011년 8월 8일 발표). 비록 동물 실험이기는 하나 운동이 간접적으로 해마의 신경 세포를 늘린다는 것은 놀라운 결과이다.

2) 유산소 운동을 하면 뇌의 영양소가 증가한다

운동의 종류로는 걷기, 조깅(jogging) 및 수영, 자전거 타기, 에어로빅(aerobic), 체조, 줄넘기, 구기 등이 있다. 이 중에서 치매에 효과가 있는 운동으로는 유산소 운동이 최적이다. 예를 들면 걷기, 에어로빅, 수영 등이 유산소 운동이다. 이들 운동은 자기 페이스대로 여유 있게 할 수 있다. 몸에 부담을 주지 않고 할 수 있다. 충분히 산소를 흡입해 가면서 하므로 뇌에 신선한 산소와 혈액을 공급할 수 있다. 그렇다면 유산소 운동은 중년 이후의 연령에서는 격렬한 운동이 될 것인가? 그것은 개인차가 크다. 부하가 적은 유산소 운동 쪽이 안전하다. 30분 정도의 일정한 시간 동안 부담 없이 가볍게 계속해 가는 것이다.

유산소 운동을 하면 BDNF[Brain Derieved Neurotropic Factor, 뇌 유래 신경 영양(생성, 촉진) 인자]라는 단백질이 만들어진다. 이 단백질은 해마에서 신경 세포의 수상 돌기를 늘려서 신경 전달 물질의 합성을 촉진하고 학습 능력이나 기억력을 높이는 기능을 하는 것으로 알려져 있다. 유감스럽게도 연령이 증가함에 따라서 'BDNF'는 줄어든다. 치매나 우울증 환자는 특히 점점 줄어들기 때문에 병의 증상과 관계가 있는 것이 아닌가 여겨진다.

미국에서 행한 연구들에 따르면 유산소 운동을 하면 해마의 체적이 늘어나고 운동을 하지 않는 사람은 더 줄어들었다는 조사 결과도 있다. 뇌에 있어서, 특히 해마에 있어서 유산소 운동이 얼마나 유용한가를 알 수 있다.

그리고 근육 트레이닝(training) 같은 무산소 운동도 결코 쓸데없는 것은 아니다. 단시간에 강한 힘을 가하는 무산소 운동은 근육의 재구성을 촉진하고 그 과정에서 성장 호르몬이 분비된다.

성장 호르몬은 의욕이나 적극성을 높인다. 피로 해소 효과도 있기 때문에 뇌에 있어서도 유용하다. 유산소 운동을 하는 사이에 체력이 받쳐 준다면 무산소 운동도 같이하는 것이 더욱더 효과가 클 것이다. 운동은 무엇보다 꾸준하게 하는 것이 중요하므로 자기 의지로 잘 안 될 경우에는 등록 방법을 택하면 약간은 도움이 될 수도 있다.

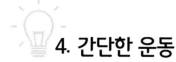

4. 간단한 운동

간단한 운동은 손가락, 발가락 등을 사용하는 그야말로 이름 그대로 간단한 운동이다. 그만큼 아무리 연세가 있는 사람이라도, 어느 정도 신체의 움직임이 자유롭지 못한 사람이라도 할 수 있는 운동이다. 비록 간단한 운동이지만, 1년간 시행하고 그 결과를 조사한 연구를 보면 무시하지 못할 효과가 있는 것으로 나타난다.

1) 간단한 운동이 왜 효과가 있는가

손가락, 발가락은 연관된 뇌의 영역이 매우 넓다. 이것들을 움직임으로써 뇌의 신경 세포를 보다 크게, 보다 효율적으로 자극해서 뇌의 혈액 순환이 잘되게 한다. 혈액 순환이 좋아지면 뇌의 신경 세포에 산소나 영양 공급이 활발하게 이루어지고 쇠약한 신경 세포의 기능이 원기를 회복해 간다. 이렇게 해서 저하된 인지 기능이 회복되어 간다고 본다.

2) 실행 방법

① 양손을 동시에 주먹을 쥐었다, 폈다를 10회 반복한다.

② 발가락을 오므렸다, 폈다를 10회 반복한다.

③ 엄지, 인지, 중지, 약지, 소지를 차례대로(한꺼번에 하지 말고) 오므려서 주먹을 쥐고 그다음은 소지부터 차례로 펴 간다. 이 동작을 오른손, 왼손을 번갈아 가며 5회씩 하고, 또한 양손으로 동시에 5회씩 한다.

④ 오른손으로 가위, 왼손으로 바위 모양을 취한다. 오른손으로 바위를 내면 왼손은 보, 오른손으로 보를 내면 왼손으로는 가위를 낸다. 그다음에는 왼손으로 가위를 내면 오른손으로는 바위를 내고, 왼손으로 바위를 내면 오른손으로는 보를, 왼손으로 보를 내면 오른손은 가위를 낸다. 2회 반복한다.

⑤ 걸상에 앉아서 다리를 수평으로 들어 올린다. 오른 다리, 왼 다리를 번갈아 가며 10회 하고 그다음부터는 동시에 10회를 한다.

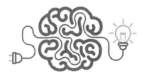

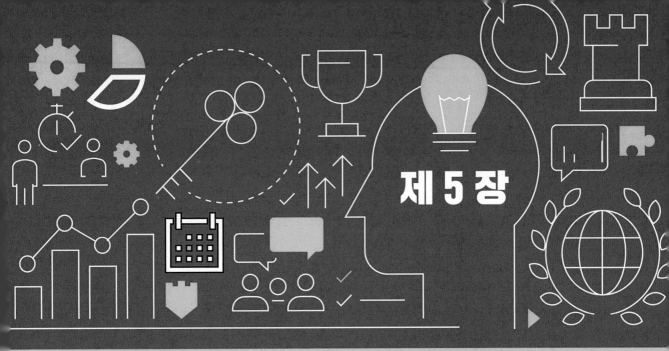

제 5 장

인지 활성화
프로그램

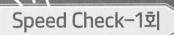

기능 검사

☑ 숫자 읽기

아래 숫자를 숫자(예 4-사, 9-구, 3-삼, 6-육과 같이)로 끝까지 소리 내어 읽고 걸린 시간을 기록한다.　　　　　　　　　　　　[　　　분　　　초]

```
6 5 7 9 3 6 7 6 8 9 5 9 7 4 6 3 7 9 3 8 6
3 6 9 7 6 5 7 8 4 5 8 3 6 7 5 6 9 3 6 5 9
7 6 5 3 6 9 5 4 5 8 4 3 8 4 8 7 3 6 9 5
7 9 3 9 4 6 8 7 8 9 4 6 8 3 7 9 4 7 8 4 7
3 5 9 3 6 8 4 8 7 5 8 9 4 8 6 3 3 7 6 4 9
8 9 4 6 8 7 3 9 7 6 5 8 9 4 6 8 3 4 7 8 3
5 6 4 8 7 6 3 7 9 4 7 6 9 7 8 5 7 3 9 3 7
6 3 9 5 7 9 3 6 5 7 6 4 8 7 5 4 6 7 8 5 8
3 6 5 3 8 4 7 8 9 4 6 7 3 7 3 6 9 5 8 7 3
3 9 8 7 5 3 6 5 7 8 7 3 6 9 7 3 6 5 7 8 4
3 8 6 7 9 3 5 7 6 6 3 8 7 5 5 9 4 6 8 4 9
8 5 7 7 3 5 6 4 4 9 6 7 4 8 4 6 9 3 5 6 4
5 8 4 5 4 7 9 8 4 9 6 3 7 3 9 6 8 5 4 7 9
3 3 4 5 8 5 5 4 7 8 3 6 5 4 7 8 4 5 8 3
```

☑ 색채 읽기

위 숫자를 숫자로 읽지 않고 색채(예 5-빨강, 6-파랑, 4-노랑, 7-빨강, 8-검정, 6-초록, 4-보라와 같이)로 소리 내어 읽는다.　　　　　[　　　분　　　초]

치매 완전 정복

78

☑ 숫자 계산

숫자를 더해서 십 자리는 제하고 한 자릿수만 적는다. 예를 들어 9와 6을 더하면 15이지만 10은 제하고 5만, 6과 8을 더하면 14이지만 4만, 8과 3은 1을, 3과 7은 0을 숫자와 숫자 사이에 적는다(8페이지 **참조**). 끝까지 한 다음 걸린 시간을 기록한다.

[　　　 분　　　 초]

```
8 7 3 9 5 3 4 9 5 7 4 7 8 3 9 8 7 6 8 3 7 6 4 9
5 8 5 6 5 8 4 9 3 5 4 8 3 7 9 4 7 9 4 8 3 8 5 7
9 5 3 8 5 7 9 4 5 5 9 3 4 4 6 7 5 8 9 8 5 6 5 8
6 8 3 7 5 4 9 3 5 4 5 8 6 9 3 5 6 4 7 4 4 6 5 4
5 8 3 7 8 9 5 6 5 6 4 7 8 5 4 8 6 4 5 3 8 7 8 3
8 5 8 9 7 6 3 4 8 9 7 6 8 5 7 8 9 8 3 7 8 7 6 5
9 6 4 6 9 3 4 7 9 3 4 6 7 4 6 3 8 7 4 6 3 5 8 6
7 4 5 6 8 9 4 5 3 8 6 7 9 4 9 7 5 6 7 9 5 6 3 8
7 9 5 4 7 3 5 8 7 4 6 3 9 8 5 3 6 5 9 3 5 7 9 5
7 3 6 4 7 6 8 4 5 8 5 7 9 6 7 3 4 6 5 8 8 7 4 5
6 5 3 9 4 6 8 3 7 9 6 9 3 7 8 7 6 5 8 7 5 6 8 4
5 8 3 8 6 7 9 5 7 9 6 7 7 4 9 5 4 6 7 9 4 3 7 4
4 9 6 6 8 3 7 5 7 6 9 3 5 7 6 9 8 3 5 6 8 7 3 3
7 5 9 8 6 5 7 9 5 6 4 9 8 7 6 5 9 6 8 3 7 8 9 4
6 9 3 4 3 7 5 8 6 5 4 9 6 3 7 5 6 9 7 6 4 8 6 7
5 7 9 8 3 8 6 5 3 7 7 8 3 7 5 6 5 9 3 6 5 7 8 5
3 8 4 9 7 5 4 9 3 7 8 8 4 7 4 5 3 8 5 7 9 5 4 6
8 8 5 9 6 3 9 5 7 3 5 8 9 4 8 3 7 8 6 9 6 8 7 3
```

계산 문제 적합한 숫자나 기호(+, -, ×, ÷)를 □ 안에 넣으시오.

3 + 2 = □	3 × 3 = □	10 + 1 = □
5 - 3 = □	4 + 3 = □	11 - 4 = □
2 × 5 = □	16 ÷ 2 = □	5 × 3 = □
8 ÷ 2 = □	8 - 5 = □	7 × 6 = □
9 - 3 = □	12 ÷ 4 = □	3 - 2 = □
4 + 4 = □	9 + 6 = □	4 × 2 = □
6 + 5 = □	8 - 4 = □	17 - 2 = □
8 × 3 = □	4 - 1 = □	6 - 5 = □
10 - 3 = □	8 × 7 = □	5 + 3 = □

9 + 3 = 6 + □	1 + 7 = □ + 4
□ - 1 = 6 - 4	6 - □ = 10 - 5
8 - 4 = □ - 2	4 + 3 = 11 - □
10 + □ = 12 - 1	12 - 9 = 10 - □
12 - 6 = □ + 3	5 + □ = 2 + 13
18 - □ = 2 + 13	12 - 3 = □ + 6
3 + 8 = 6 + □	4 × 4 = □ × 8

$10 - 3 = \square$ $3 \times 3 = \square$ $9 \div 3 = \square$

$3 + 2 = \square$ $4 + 3 = \square$ $8 \times 5 = \square$

$2 \times 5 = \square$ $16 \div 2 = \square$ $2 + 3 = \square$

$5 - 3 = \square$ $8 - 5 = \square$ $14 - 7 = \square$

$8 \div 2 = \square$ $12 - 4 = \square$ $3 \times 4 = \square$

$9 - 3 = \square$ $9 + 6 = \square$ $5 + 1 = \square$

$6 + 5 = \square$ $4 + 7 = \square$ $4 \times 9 = \square$

$4 \times 6 = \square$ $8 \times 6 = \square$ $4 + 5 = \square$

$20 - 5 = \square$ $7 + 7 = \square$ $7 \times 2 = \square$

$\square + 12 = 19 - 3$ $19 - 10 = 11 - \square$

$\square - 1 = 5 - 2$ $8 - \square = 6 - 2$

$5 + \square = 10 - 2$ $3 + 4 = 10 - \square$

$7 - 2 = \square - 1$ $\square - 1 = 11 - 2$

$1 + 3 = 2 + \square$ $2 + 8 = \square + 6$

$23 - 3 = 19 + \square$ $\square - 15 = 4 + 2$

$4 + 3 = \square + 2$ $8 - 6 = \square - 3$

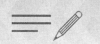

5개 칸은 1부터 5까지, 7개 칸은 1부터 7까지 가로, 세로 중복되지 않게 순서에 상관없이 공란에 기입한다.

3	1			
		2		3
			3	1
	5			
			4	2

	3		5		6	4
5			2		3	
7		6		1		3
3			7		1	
	1	5		7		2
	6	3			2	
2	4			3	7	

2		3	1	
			4	
3				5
	4			3
	2			

	2		6		1	5
3		7			4	
1	3		7	4		6
		2			6	
2		6		5		7
	6		3		5	
6		3		2		4

2				
	1	3		
1				2
3			1	
		4		1

해답은 권말에 있습니다.

암기 문제

제시된 단어를 5분간 외운 다음 종이로 가리고 밑의 기록란에 순서와 관계없이 생각나는 대로 5분 이내에 적는다.

약방 허브 국수 황제 젖소 조기 농장 복싱 표주박 인물화
소나무 호박엿 초대권 고양이 피아노 바가지 광주리
콤바인 나팔꽃 씀바귀 금붕어 황해도 옥동자 오페라
나주평야 건국훈장 디자이너

기록란

제5장 인지 활성화 프로그램

계산문제 적합한 숫자나 기호(+, -, ×, ÷)를 □ 안에 넣으시오.

12 - 9 = □   2 × 3 = □   15 - 5 = □

4 × 5 = □   7 - 6 = □   16 ÷ 4 = □

13 - 8 = □   32 ÷ 8 = □   27 - 9 = □

8 + 6 = □   6 + 6 = □   7 × 4 = □

30 ÷ 6 = □   9 × 3 = □   3 + 5 = □

4 + 4 = □   13 - 9 = □   7 - 2 = □

20 - 8 = □   9 + 4 = □   5 × 6 = □

6 × 8 = □   21 ÷ 7 = □   14 + 2 = □

11 + 2 = □   12 + 5 = □   8 × 7 = □

5 - □ = 7 - 3   □ - 7 = 9 - 3

8 + 9 = □ + 6   3 + 11 = 12 + □

2 + 5 = 6 + □   2 + 10 = 14 - □

10 - □ = 3 + 1   18 - 8 = □ - 1

□ + 1 = 4 - 2   30 - □ = 21 + 4

9 - 3 = 3 + □   7 + □ = 9 - 1

5 + □ = 7 + 7   9 - 7 = □ - 3

$8 \div 2 =$ ☐ $6 \times 2 =$ ☐ $10 \div 2 =$ ☐

$17 - 9 =$ ☐ $8 - 4 =$ ☐ $4 \times 3 =$ ☐

$8 \times 3 =$ ☐ $4 \times 7 =$ ☐ $18 - 8 =$ ☐

$3 + 9 =$ ☐ $27 \div 3 =$ ☐ $7 + 4 =$ ☐

$12 \div 3 =$ ☐ $11 - 6 =$ ☐ $6 \times 7 =$ ☐

$15 - 6 =$ ☐ $5 \times 8 =$ ☐ $40 \div 5 =$ ☐

$7 \times 2 =$ ☐ $18 + 7 =$ ☐ $5 + 6 =$ ☐

$8 + 2 =$ ☐ $3 - 1 =$ ☐ $22 - 10 =$ ☐

$7 - 3 =$ ☐ $10 + 8 =$ ☐ $6 + 3 =$ ☐

$6 + 5 =$ ☐ $+ 7$ $5 -$ ☐ $= 7 - 5$

$8 -$ ☐ $= 6 - 5$ $7 + 2 = 11 -$ ☐

$14 - 4 = 6 +$ ☐   ☐ $+ 4 = 3 + 2$

☐ $- 4 = 7 - 2$ $20 - 3 = 16 +$ ☐

☐ $+ 11 = 16 - 3$ $3 +$ ☐ $= 1 + 5$

$17 -$ ☐ $= 5 + 11$ ☐ $+ 7 = 12 - 3$

$9 \div 3 =$ ☐ $- 4$ $5 \times 2 = 3 +$ ☐

제5장 인지 활성화 프로그램

5개 칸은 1부터 5까지, 7개 칸은 1부터 7까지 가로, 세로 중복되지 않게 순서에 상관없이 공란에 기입한다.

3		5		
5		2		1
	4			2
			3	
			1	

3		5	1			6
	5		6	2		4
6		1		7	5	
		6	2		3	
7				1		3
		4		3		
5	2		3		4	1

	4	2		
			3	1
2	5			4
			4	
3				

	7		4		3	1
2		6		3	7	
7	2					3
	6		3		2	
1		5	7			4
6	1				4	
	5		2	4		6

5				
	4		3	5
		3		
1			2	
		2		1

해답은 권말에 있습니다.

암기
문제

제시된 단어를 5분간 외운 다음 종이로 가리고 밑의 기록란에 순서와 관계없이 생각나는 대로 5분 이내에 적는다.

삼치 왕관 화살 피자 오이 풍수 건초 포도 전나무 감성돔
왕거미 코감기 앵무새 파발마 노벨상 자전거 가야금
보일러 화장대 치악산 두레박 초롱꽃 취나물 침팬지
차렵이불 논산평야 파인애플

기록란

제5장 인지 활성화 프로그램

계산 문제 적합한 숫자나 기호(+, -, ×, ÷)를 □ 안에 넣으시오.

3 + 3 = □   25 - 5 = □   9 × 9 = □

4 - 2 = □   9 × 2 = □   19 + 1 = □

15 ÷ 3 = □   16 - 8 = □   6 - 4 = □

5 × 3 = □   2 + 7 = □   72 ÷ 8 = □

16 - 6 = □   36 ÷ 4 = □   18 - 9 = □

13 - 4 = □   2 × 2 = □   21 ÷ 3 = □

3 × 8 = □   7 + 4 = □   4 + 2 = □

8 + 5 = □   18 + 3 = □   9 + 7 = □

9 - 4 = □   10 ÷ 2 = □   8 × 3 = □

7 + 9 = 9 + □   10 + 9 = □ + 11

□ + 7 = 5 + 3   2 + □ = 10 - 6

1 + 12 = 15 - □   □ + 10 = 20 - 6

12 - 4 = □ + 2   16 - 1 = 6 + □

8 - □ = 1 + 2   9 - □ = 13 - 6

13 - 4 = 12 - □   14 - 2 = 13 - □

□ + 9 = 8 + 6   3 × □ = 7 + 5

$11 - 7 = \boxed{}$ $22 - 5 = \boxed{}$ $7 + 5 = \boxed{}$

$7 \times 7 = \boxed{}$ $8 \times 6 = \boxed{}$ $3 \times 6 = \boxed{}$

$64 \div 8 = \boxed{}$ $6 + 9 = \boxed{}$ $5 - 2 = \boxed{}$

$12 + 8 = \boxed{}$ $11 + 9 = \boxed{}$ $20 - 3 = \boxed{}$

$27 - 6 = \boxed{}$ $7 \times 8 = \boxed{}$ $5 + 4 = \boxed{}$

$10 + 3 = \boxed{}$ $5 - 4 = \boxed{}$ $4 \times 8 = \boxed{}$

$6 \times 4 = \boxed{}$ $54 \div 6 = \boxed{}$ $56 \div 7 = \boxed{}$

$35 \div 5 = \boxed{}$ $4 + 3 = \boxed{}$ $7 - 4 = \boxed{}$

$2 + 6 = \boxed{}$ $3 + 5 = \boxed{}$ $12 \div 3 = \boxed{}$

$15 - \boxed{} = 16 - 2$ $5 - \boxed{} = 10 - 6$

$2 + 14 = 20 - \boxed{}$ $6 - 1 = \boxed{} + 1$

$\boxed{} - 1 = 10 - 2$ $7 + 4 = 5 + \boxed{}$

$5 + \boxed{} = 12 - 5$ $\boxed{} + 7 = 11 - 2$

$5 + 4 = \boxed{} + 2$ $9 + 4 = 3 + \boxed{}$

$24 - 2 = \boxed{} + 20$ $13 - \boxed{} = 7 + 3$

$4 \times \boxed{} = 6 + 2$ $4 + 8 = 3 \times \boxed{}$

제5장 인지 활성화 프로그램

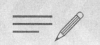

 5개 칸은 1부터 5까지, 7개 칸은 1부터 7까지 가로, 세로 중복되지 않게 순서에 상관없이 공란에 기입한다.

퍼즐 1

3		1		
				5
		2		3
	4		3	
5				4

퍼즐 2

	4		5	3
	1		2	
1				
		4		
3				4

퍼즐 3

			2	
1	4			
4		1		
		4		
5	3			1

퍼즐 4

	7		6			5
5		7			6	1
	5	2		6	1	
3				2		6
6		1	3			2
		3		7	2	
4			1	3		7

퍼즐 5

6	2		4	1		3
	6	4		5	2	
		2			7	5
5			3		4	2
		1				
2	5		7		1	
	7	5		6		1

해답은 권말에 있습니다.

암기
문제

제시된 단어를 5분간 외운 다음 종이로 가리고 밑의 기록란에 순서와 관계없이 생각나는 대로 5분 이내에 적는다.

피망 악어 낙타 대금 키위 연어 포수 레몬 밤송이 포병대
복수초 자장가 한라산 석가탑 휠체어 구경꾼 자동차
상담소 갓쟁이 팔공산 휘파람 쑥대밭 강남구 챔피언
오모가리 사과나무 밥상머리

기록란

계산 문제 적합한 숫자나 기호(+, -, ×, ÷)를 □ 안에 넣으시오.

8 × 2 = □   20 ÷ 4 = □   3 - 1 = □

16 + 4 = □   2 + 6 = □   7 + 2 = □

14 ÷ 2 = □   17 - 8 = □   8 × 8 = □

4 + 7 = □   18 ÷ 2 = □   9 ÷ 3 = □

5 - 2 = □   4 × 8 = □   17 - 4 = □

3 + 7 = □   19 + 3 = □   9 + 5 = □

14 - 9 = □   5 + 2 = □   20 - 11 = □

40 ÷ 8 = □   30 - 25 = □   13 + 7 = □

5 × 9 = □   12 - 6 = □   14 - 6 = □

8 - 6 = 3 - □   1 2 - 2 = 3 + □

4 + □ = 5 + 8   6 + □ = 8 + 9

11 + 11 = □ + 14   11 - 3 = 6 + □

2 0 - 2 = □ + 15   14 - 5 = 18 - □

□ - 3 = 9 - 5   14 + □ = 18 - 1

8 + □ = 16 - 5   3 + 9 = 16 - □

4 × 2 = □ + 5   9 + 9 = □ × 9

$2\,3 - 7 =$ ☐ $1\,4 + 7 =$ ☐ $6 \times 4 =$ ☐

$6 + 3 =$ ☐ $4 \times 5 =$ ☐ $1\,5 \div 5 =$ ☐

$3 \times 6 =$ ☐ $7 - 5 =$ ☐ $9 + 2 =$ ☐

$2\,2 - 6 =$ ☐ $2\,8 \div 7 =$ ☐ $3 \times 7 =$ ☐

$3\,6 \div 9 =$ ☐ $1\,8 - 7 =$ ☐ $2\,4 - 6 =$ ☐

$1\,5 + 5 =$ ☐ $1\,0 + 8 =$ ☐ $4 + 9 =$ ☐

$1\,7 - 8 =$ ☐ $6 + 1 =$ ☐ $9 - 6 =$ ☐

$4 + 8 =$ ☐ $2 \times 6 =$ ☐ $6 + 2 =$ ☐

$1\,1 + 2 =$ ☐ $1\,7 - 5 =$ ☐ $6 \div 3 =$ ☐

$10 +$ ☐ $= 16 - 2$ ☐ $+ 3 = 9 - 4$

$17 - 4 = 18 -$ ☐ $11 -$ ☐ $= 16 - 8$

☐ $+ 2 = 1\,0 - 7$ $4 - 3 =$ ☐ $- 2$

$5 + 5 =$ ☐ $+ 9$ $1\,9 - 1 =$ ☐ $+ 1$

$15 +$ ☐ $= 14 + 6$ $1\,4 - 5 = 5 +$ ☐

$2\,2 - 1 =$ ☐ $+ 18$ $2\,8 -$ ☐ $= 4 + 2\,0$

$8 \div$ ☐ $= 9 - 5$ $7 + 4 =$ ☐ $+ 5$

5개 칸은 1부터 5까지, 7개 칸은 1부터 7까지 가로, 세로 중복되지 않게 순서에 상관없이 공란에 기입한다.

		1		2
	3			
4		2		
	4		3	1
5				

4		3		2	7	
	4		2		3	1
	6	1		7		
5				3		6
3	7					
	5	7		6	4	
6		5	1		2	7

		1		
4			2	
	3			2
		4	3	
		2		4

	4	7		5	3	
	6		4	7		1
6		5	7			4
	7				6	
2	5					7
7		6		4	2	
	1	4			7	3

	1	5		4
			3	5
2		4		
	3			1

해답은 권말에 있습니다.

암기 문제 제시된 단어를 5분간 외운 다음 종이로 가리고 밑의 기록란에 순서와 관계없이 생각나는 대로 5분 이내에 적는다.

> 땅콩 족발 공작 콜라 버스 유자 참새 냉이 먹장어 지리산
> 양로원 밑반찬 복덕방 토마토 생선묵 농사꾼 인력거
> 코뿔소 전동차 오징어 농작물 환풍기 원추리 충청도
> 하모니카 은행나무 디딜방아

기록란

제5장 인지 활성화 프로그램

계산문제 적합한 숫자나 기호(+, -, ×, ÷)를 □ 안에 넣으시오.

4 − 3 = □	18 ÷ 3 = □	7 + 7 = □
8 × 3 = □	14 − 5 = □	5 × 5 = □
27 ÷ 9 = □	11 + 8 = □	2 2 − 8 = □
8 + 8 = □	6 + 5 = □	19 + 6 = □
15 + 6 = □	16 − 4 = □	32 ÷ 8 = □
23 − 10 = □	9 × 5 = □	6 − 3 = □
8 × 4 = □	16 + 3 = □	9 × 7 = □
35 ÷ 5 = □	9 + 7 = □	12 + 3 = □
11 − 8 = □	8 − 2 = □	7 × 2 = □

□ + 4 = 9 + 2	5 − □ = 7 − 4
□ + 1 = 6 − 3	□ + 9 = 17 − 6
10 + □ = 5 + 11	□ + 4 = 3 + 8
2 0 − 5 = 9 + □	12 − 5 = 16 − □
17 − □ = 14 − 4	9 − 2 = □ + 5
3 + 2 = □ − 5	2 0 − 4 = 6 + □
□ ÷ 3 = 7 − 4	□ × 3 = 1 4 + 7

7 + 8 = ☐   17 + 4 = ☐   13 − 7 = ☐

3 + 6 = ☐   56 ÷ 8 = ☐   5 + 6 = ☐

9 × 6 = ☐   4 × 4 = ☐   15 − 4 = ☐

12 + 2 = ☐   21 − 6 = ☐   49 ÷ 7 = ☐

2 × 9 = ☐   2 + 5 = ☐   9 × 3 = ☐

12 − 7 = ☐   2 × 8 = ☐   14 + 5 = ☐

10 + 9 = ☐   25 − 9 = ☐   11 − 4 = ☐

42 ÷ 6 = ☐   18 − 8 = ☐   7 + 9 = ☐

9 − 4 = ☐   35 ÷ 7 = ☐   6 + 3 = ☐

☐ + 10 = 14 + 4   4 + ☐ = 16 − 2

27 − 7 = 13 + ☐   18 − 6 = ☐ + 8

8 + 2 = 15 − ☐   14 − 7 = ☐ − 1

17 − ☐ = 18 − 2   8 − 3 = ☐ + 2

12 − 4 = ☐ − 1   10 + ☐ = 7 + 6

☐ + 2 = 5 + 1   11 + 2 = 3 + ☐

5 × 2 = 3 + ☐   3 + 9 = ☐ − 2

추리 문제

5개 칸은 1부터 5까지, 7개 칸은 1부터 7까지 가로, 세로 중복되지 않게 순서에 상관없이 공란에 기입한다.

Grid 1 (5×5)

3			4	
		5		4
			3	
2	4		3	
		2		

Grid 2 (5×5)

2			1	
	2			1
			5	
3		4		5
		3		

Grid 3 (5×5)

3		5	2	
	4		5	
5				1
				3
		2		

Grid 4 (7×7)

7			3	1		4
3	5			4	2	
	7		1		4	2
1				2		
		4	2		5	
2	4			3		6
	6		7	5		1

Grid 5 (7×7)

5		7	4		1	3
	5			2		
4		6		5		2
	4		6		3	5
	6			3		
6		1		7	2	
	7		2		6	1

해답은 권말에 있습니다.

제시된 단어를 5분간 외운 다음 종이로 가리고 밑의 기록란에 순서와 관계없이 생각나는 대로 5분 이내에 적는다.

단감 냉면 호박 천마 설날 책상 먹감 달래 포도밭 꼴뚜기
설악산 조롱박 여고생 도깨비 돌고래 투우사 법주사
사이렌 쌍가마 경상도 모란봉 등용문 장흥군 공모주
재두루미 커피나무 맨드라미

기록란

계산문제 적합한 숫자나 기호(+, -, ×, ÷)를 □ 안에 넣으시오.

$30 ÷ 5 = \square$　　$2 + 6 = \square$　　$15 + 3 = \square$

$7 × 3 = \square$　　$12 - 3 = \square$　　$10 ÷ 2 = \square$

$8 - 6 = \square$　　$10 + 5 = \square$　　$9 + 9 = \square$

$9 + 3 = \square$　　$4 × 8 = \square$　　$6 - 4 = \square$

$28 - 7 = \square$　　$18 ÷ 2 = \square$　　$11 + 7 = \square$

$6 × 6 = \square$　　$81 ÷ 9 = \square$　　$8 × 6 = \square$

$3 + 2 = \square$　　$7 × 5 = \square$　　$24 - 5 = \square$

$18 ÷ 2 = \square$　　$16 + 7 = \square$　　$4 + 9 = \square$

$12 - 6 = \square$　　$8 × 7 = \square$　　$8 + 2 = \square$

$17 - \square = 18 - 12$　　$4 + 3 = \square + 6$

$\square + 10 = 12 + 3$　　$\square - 4 = 10 - 9$

$9 - 5 = 2 + \square$　　$\square + 5 = 11 - 3$

$19 - \square = 15 - 2$　　$19 - \square = 9 + 1$

$\square + 24 = 9 + 20$　　$6 + 2 = \square - 7$

$20 - 7 = \square + 10$　　$14 + 10 = 25 - \square$

$3 × \square = 4 + 5$　　$7 + \square = 6 + 5$

6 + 8 = ☐   7 − 4 = ☐   2 3 − 9 = ☐

18 − 3 = ☐   4 2 ÷ 7 = ☐   8 + 3 = ☐

17 + 6 = ☐   2 2 − 9 = ☐   5 × 7 = ☐

24 ÷ 6 = ☐   9 + 3 = ☐   16 − 6 = ☐

6 × 7 = ☐   9 × 8 = ☐   18 ÷ 9 = ☐

16 + 5 = ☐   16 + 5 = ☐   18 + 4 = ☐

20 − 9 = ☐   8 × 3 = ☐   12 − 8 = ☐

8 ÷ 4 = ☐   15 − 4 = ☐   5 × 2 = ☐

5 + 2 = ☐   6 − 3 = ☐   2 + 9 = ☐

6 − ☐ = 2 − 1   9 + ☐ = 8 + 11

24 + 1 = 19 + ☐   12 + ☐ = 11 + 6

4 − 2 = ☐ − 8   10 − 4 = ☐ + 4

20 − 1 = 14 + ☐   21 − 10 = 12 − ☐

☐ + 13 = 15 − 1   ☐ + 3 = 19 − 6

14 − 10 = ☐ + 3   ☐ + 18 = 2 2 − 2

☐ + 8 = 14 − 2   5 + 8 = ☐ + 6

5개 칸은 1부터 5까지, 7개 칸은 1부터 7까지 가로, 세로 중복되지 않게 순서에 상관없이 공란에 기입한다.

퍼즐 1 (5×5)

5		1		2
			2	
	4			3
4				
		3	1	

퍼즐 2 (5×5)

			4	
5		3		
	4			1
4		2	5	
	3			

퍼즐 3 (5×5)

2				5
	2		1	
				1
	3			
4		3	5	

퍼즐 4 (7×7)

3	6			2	5	
5		6			7	3
	4		7			
		7	3		1	4
4		5		3		
7	3		4		2	5
		3		1		7

퍼즐 5 (7×7)

2		5		6		1
5	3			2	7	
		3		4		6
3		6			5	
	4		7	3		5
4		7			6	
	6	4			3	7

해답은 권말에 있습니다.

암기 문제

제시된 단어를 5분간 외운 다음 종이로 가리고 밑의 기록란에 순서와 관계없이 생각나는 대로 5분 이내에 적는다.

> 메밀 양파 물범 지갑 걸상 감귤 대게 병어 다람쥐 어물전
> 가야산 두루미 상류층 노적봉 낙엽송 관측소 왕복표
> 오르간 건포도 보자기 송죽매 무궁화 화엄사 오페라
> 쑥덕공론 산악지대 비자나무

기록란

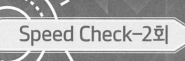

기능 검사

☑ 숫자 읽기

아래 숫자를 숫자(예 4-사, 9-구, 3-삼, 6-육과 같이)로 끝까지 소리 내어 읽고 걸린 시간을 기록한다. [분   초]

```
6 3 9 8 4 9 7 6 3 8 5 4 6 7 9 5 8 4 7 8 5
3 9 5 7 5 8 6 4 7 9 4 6 5 7 8 6 3 8 3 5 6
8 3 7 6 3 8 8 5 5 7 6 8 3 8 5 9 3 7 9 4 8
7 3 5 8 6 7 9 4 7 8 6 5 3 7 8 6 3 8 4 7 6
9 7 3 5 6 8 3 5 9 3 5 4 7 5 8 9 4 8 6 6 8
3 7 4 6 9 8 5 4 7 8 5 6 4 4 9 6 7 4 8 4 6
9 3 5 6 4 5 8 4 5 4 7 9 8 4 9 6 3 7 3 9 6
8 5 4 7 9 3 4 5 8 5 8 5 4 7 8 3 6 5 4 6
7 6 9 3 5 8 7 6 8 3 4 8 6 9 4 6 7 8 3 6 9
7 6 3 9 6 8 9 5 3 4 7 6 9 7 9 5 7 8 4 7
3 7 5 3 8 4 5 8 6 5 7 9 5 6 9 4 6 9 4 5 3
4 7 8 3 7 8 7 5 8 3 3 4 3 6 7 3 8 5 6 6
5 8 7 9 5 9 4 7 8 9 5 3 7 4 4 9 6 8 3 5 7
8 4 3 7 5 4 9 3 8 4 9 4 5 7 4 8 4 6 9 3 5
```

☑ 색채 읽기

위 숫자를 숫자로 읽지 않고 색채(예 5-빨강, 6-파랑, 4-노랑, 7-빨강, 8-검정, 6-초록, 4-보라와 같이)로 소리 내어 읽는다. [분   초]

☑ 숫자 계산

숫자를 더해서 십 자리는 제하고 한 자릿수만 적는다. 예를 들어 9와 6을 더하면 15이지만 10은 제하고 5만, 6과 8을 더하면 14이지만 4만, 8과 3은 1을, 3과 7은 0을 숫자와 숫자 사이에 적는다(8페이지 **참조**). 끝까지 한 다음 걸린 시간을 기록한다.　　　　　　　　　　　[　　분　　초]

```
8 9 8 5 6 5 8 6 8 3 7 5 4 9 3 5 4 5 8 6 9 3 5 6
4 7 4 4 6 5 4 5 8 3 7 8 9 5 6 5 6 4 7 8 5 4 8 6
4 5 3 8 7 8 3 8 5 8 9 7 6 3 4 8 9 7 6 8 5 7 8 9
8 3 7 8 7 6 5 9 6 4 6 9 3 4 7 9 3 4 6 7 4 6 3 8
7 4 6 3 5 8 6 3 7 5 9 8 6 5 7 9 5 6 4 9 8 7 6 5
9 6 8 3 7 8 9 4 6 9 3 4 3 7 5 8 6 5 4 9 6 3 7 5
6 8 4 7 5 9 4 5 6 5 3 9 4 6 8 3 7 9 6 9 3 7 8 7
6 5 8 7 5 6 8 4 5 8 3 8 6 7 9 5 7 9 6 7 7 4 9 5
4 6 7 9 4 3 7 4 4 9 6 6 8 3 7 5 7 6 9 3 5 7 6 9
8 3 5 6 8 7 3 8 7 3 9 5 3 4 9 5 7 4 7 8 3 9 8 7
6 8 3 7 6 4 9 5 8 5 6 5 8 4 9 3 5 4 8 3 7 9 4 7
9 4 8 3 8 5 7 9 5 3 8 5 7 9 4 5 5 9 3 4 4 6 7 5
6 9 7 6 4 8 6 7 5 7 9 8 3 8 6 5 3 7 7 8 3 7 5 6
5 9 3 6 5 7 8 5 3 8 4 9 7 5 4 9 3 7 8 8 4 7 4 5
3 8 5 7 9 5 4 6 8 8 5 9 6 3 9 5 7 3 5 8 9 4 8 3
7 8 6 9 6 9 8 6 9 5 8 4 7 6 9 7 5 3 8 5 7 6 4 8
6 7 9 5 4 6 8 9 3 5 8 3 4 9 6 5 9 7 6 5 3 9 7 6
3 8 7 6 8 7 5 3 4 7 8 9 4 7 9 4 5 7 6 8 7 9 3 5
```

계산문제 적합한 숫자나 기호(+, -, ×, ÷)를 □ 안에 넣으시오.

2 × 4 = □   11 + 7 = □   16 ÷ 2 = □

36 ÷ 6 = □   72 ÷ 9 = □   9 + 2 = □

10 - 5 = □   6 × 3 = □   7 × 5 = □

8 × 9 = □   14 - 5 = □   27 - 8 = □

12 ÷ 2 = □   2 + 8 = □   35 ÷ 7 = □

3 + 8 = □   8 + 7 = □   5 + 5 = □

9 × 6 = □   16 - 7 = □   12 - 5 = □

21 - 7 = □   4 × 6 = □   3 × 9 = □

48 ÷ 8 = □   15 ÷ 5 = □   9 + 5 = □

7 + □ = 15 - 3   15 - □ = 3 + 4

2 + □ = 3 + 3   11 + □ = 8 + 7

8 + 4 = 16 - □   □ - 3 = 7 - 2

5 + □ = 10 + 2   □ - 2 = 13 - 7

11 - □ = 4 + 5   7 + 7 = □ - 8

9 - □ = 7 - 2   4 + 3 = □ - 3

6 × 2 = □ + 8   3 × □ = 12 + 9

13 - 6 = ☐   14 ÷ 7 = ☐   2 × 7 = ☐

56 ÷ 7 = ☐   10 + 2 = ☐   24 ÷ 8 = ☐

4 × 4 = ☐   5 × 7 = ☐   9 + 7 = ☐

9 - 6 = ☐   45 ÷ 5 = ☐   12 - 4 = ☐

7 × 6 = ☐   11 - 6 = ☐   7 × 6 = ☐

3 + 8 = ☐   4 + 5 = ☐   28 ÷ 4 = ☐

7 × 2 = ☐   6 + 6 = ☐   24 - 9 = ☐

8 ÷ 4 = ☐   3 × 5 = ☐   2 + 4 = ☐

8 - 3 = ☐   2 + 3 = ☐   7 × 7 = ☐

3 + ☐ = 6 + 4   ☐ - 9 = 14 - 6

9 + ☐ = 11 + 4   ☐ - 4 = 2 + 14

11 + ☐ = 20 - 4   ☐ - 4 = 9 - 9

18 + 9 = 34 - ☐   5 + 5 = ☐ - 3

13 - 9 = 7 - ☐   10 + 6 = ☐ + 8

15 - 2 = 6 + ☐   7 + 9 = ☐ - 2

8 × ☐ = 20 + 4   8 - ☐ = 3 × 2

제5장 인지 활성화 프로그램

5개 칸은 1부터 5까지, 7개 칸은 1부터 7까지 가로, 세로 중복되지 않게 순서에 상관없이 공란에 기입한다.

4			3	
	5		1	
5				2
				3
3	1			

7		6			1
1	4			2	5

(continued in larger grid)

7		6				1
1	4				2	5
3		1		2	4	
	1					2
7		5			1	4
	5	7		1	3	
6			1	5		3

			5	3
	1			5
		1		
	5			4
4			3	

	3	1		7	4	
2	6		1	3		5
		6			2	
1		3	7			4
3					1	
	4		6		5	3
5		7		6		1

			2	5
1	4		5	
		1		2
4		5		

해답은 권말에 있습니다.

암기
문제

제시된 단어를 5분간 외운 다음 종이로 가리고 밑의 기록란에 순서와
관계없이 생각나는 대로 5분 이내에 적는다.

> 연시 어묵 토란 펭귄 혁대 식탁 홍합 굴비 계룡산 영문학
> 정수리 코끼리 정이품 수선화 유전자 법무부 경양식
> 모란꽃 사이다 공로상 까마귀 정어리 덴마크 재래종
> 꼭두각시 버드나무 영덕대게

기록란

제5장 인지 활성화 프로그램

계산문제 적합한 숫자나 기호(+, -, ×, ÷)를 □ 안에 넣으시오.

$25 ÷ 5 = \square$ $16 - 7 = \square$ $11 + 4 = \square$

$12 × 6 = \square$ $12 ÷ 3 = \square$ $23 - 3 = \square$

$3 + 4 = \square$ $6 + 7 = \square$ $9 × 4 = \square$

$28 - 8 = \square$ $15 - 9 = \square$ $48 ÷ 8 = \square$

$19 - 7 = \square$ $5 × 4 = \square$ $4 + 12 = \square$

$9 × 4 = \square$ $8 - 5 = \square$ $7 + 9 = \square$

$16 ÷ 2 = \square$ $11 - 3 = \square$ $9 - 3 = \square$

$11 + 5 = \square$ $10 + 4 = \square$ $6 × 9 = \square$

$6 + 2 = \square$ $8 + 13 = \square$ $14 + 11 = \square$

$\square + 7 = 11 - 2$ $4 + 5 = 15 - \square$

$2 + 12 = 23 - \square$ $12 - \square = 3 + 6$

$10 - 3 = 5 + \square$ $\square + 4 = 12 + 7$

$6 + 12 = \square + 4$ $13 + 7 = \square + 4$

$\square + 4 = 5 + 17$ $13 - 7 = 12 - \square$

$7 - \square = 9 - 6$ $20 - \square = 16 - 5$

$6 + 9 = \square + 8$ $5 × 3 = 7 + \square$

$17 \times 2 = \square$ $5 + 3 = \square$ $4 \times 6 = \square$

$10 - 4 = \square$ $6 \times 5 = \square$ $63 \div 7 = \square$

$9 + 10 = \square$ $16 - 9 = \square$ $13 - 9 = \square$

$18 - 5 = \square$ $36 \div 6 = \square$ $7 - 3 = \square$

$25 \div 5 = \square$ $3 \times 2 = \square$ $8 \times 2 = \square$

$4 + 8 = \square$ $24 - 12 = \square$ $18 + 2 = \square$

$12 + 11 = \square$ $25 - 5 = \square$ $14 - 8 = \square$

$18 \div 3 = \square$ $7 + 6 = \square$ $25 + 6 = \square$

$5 + 7 = \square$ $14 + 6 = \square$ $13 + 4 = \square$

$\square - 6 = 19 - 15$ $\square + 4 = 10 - 2$

$2 + 12 = 19 - \square$ $7 + 8 = \square + 9$

$19 - 4 = 6 + \square$ $15 - \square = 23 - 11$

$18 - 3 = \square + 4$ $14 - 7 = 2 + \square$

$7 + \square = 28 - 6$ $\square + 9 = 6 + 5$

$6 + 8 = 12 + \square$ $19 - \square = 20 - 11$

$14 \div \square = 3 + 4$ $12 + 12 = 3 \times \square$

5개 칸은 1부터 5까지, 7개 칸은 1부터 7까지 가로, 세로 중복되지 않게 순서에 상관없이 공란에 기입한다.

1

	3		4	2
2				
		5		1
	4		5	
		4		

2

3	5			
				4
1		4	2	
	1		5	
				1

3

	4		5	3
		4		
3			1	
1		5		
				5

4

3		1	6		4	
				5		3
	6	2			3	5
1		6			2	
5	7		1	4		2
	4			1	3	
7		5	3			4

5

1		5		2		4
4				2		
	1		5	7		2
3			2		1	6
	7	2		6	3	
7			6	1		
2		6			7	5

해답은 권말에 있습니다.

암기 문제

제시된 단어를 5분간 외운 다음 종이로 가리고 밑의 기록란에 순서와 관계없이 생각나는 대로 5분 이내에 적는다.

> 돌김 우엉 타조 장닭 시계 사과 낙지 팝콘 애창곡 벚나무
> 청첩장 가자미 원숭이 순댓국 강서구 신생아 라오스
> 싱크대 동백꽃 채식가 관악산 라인강 타래실 고등어
> 단골손님 고속버스 패랭이꽃

기록란

113

계산문제 적합한 숫자나 기호(+, -, ×, ÷)를 □ 안에 넣으시오.

$3 × 3 =$ □ $28 ÷ 4 =$ □ $8 × 7 =$ □

$16 - 7 =$ □ $10 + 6 =$ □ $12 + 7 =$ □

$40 ÷ 5 =$ □ $24 - 7 =$ □ $26 - 5 =$ □

$9 × 6 =$ □ $8 - 3 =$ □ $45 ÷ 9 =$ □

$15 + 2 =$ □ $35 ÷ 5 =$ □ $5 × 3 =$ □

$63 ÷ 7 =$ □ $4 × 5 =$ □ $17 - 8 =$ □

$12 - 2 =$ □ $2 + 4 =$ □ $5 + 9 =$ □

$7 + 3 =$ □ $3 + 8 =$ □ $24 ÷ 8 =$ □

$4 + 6 =$ □ $11 - 9 =$ □ $6 × 7 =$ □

$10 +$ □ $= 24 - 12$ $19 - 3 = 6 +$ □

$12 - 5 = 9 -$ □   □ $- 4 = 20 - 7$

$11 + 7 = 24 -$ □ $2 + 8 =$ □ $- 5$

$9 -$ □ $= 4 - 2$ □ $+ 10 = 13 + 7$

$18 - 10 =$ □ $+ 5$ □ $+ 12 = 8 + 7$

□ $+ 6 = 5 + 8$ $8 +$ □ $= 13 + 6$

$4 + 5 = 3 ×$ □ $24 ÷ 3 = 4 +$ □

$14 - 2 = \square$ $12 \div 6 = \square$ $26 - 6 = \square$

$4 \times 7 = \square$ $8 + 2 = \square$ $7 \times 8 = \square$

$13 + 5 = \square$ $18 - 6 = \square$ $10 + 4 = \square$

$29 - 9 = \square$ $5 + 7 = \square$ $9 - 5 = \square$

$2 + 2 = \square$ $24 \div 4 = \square$ $32 \div 4 = \square$

$7 \times 9 = \square$ $2 \times 6 = \square$ $19 - 7 = \square$

$18 \div 3 = \square$ $19 + 7 = \square$ $6 \div 3 = \square$

$11 - 4 = \square$ $3 + 6 = \square$ $7 + 8 = \square$

$42 \div 6 = \square$ $10 - 3 = \square$ $9 \times 8 = \square$

$6 - 2 = \square - 10$ $9 - 4 = 11 - \square$

$3 + 3 = 17 - \square$ $16 - \square = 18 - 5$

$17 - \square = 13 - 4$ $13 + \square = 32 - 7$

$15 - 4 = 8 + \square$ $\square + 17 = 22 + 3$

$8 + 9 = \square + 4$ $6 + 9 = \square + 8$

$\square - 2 = 3 + 9$ $13 - 2 = 4 + \square$

$7 - 5 = 9 - \square$ $4 + \square = 18 - 11$

5개 칸은 1부터 5까지, 7개 칸은 1부터 7까지 가로, 세로 중복되지 않게 순서에 상관없이 공란에 기입한다.

문제 1

3			2	
		1		2
1				
		5		
	5		1	4

문제 2

	2			1
			5	
3		4		5
	3			
2			1	

문제 3

		1		5
	1		5	
1				4
3		2		
				3

문제 4

7	3			2	6	
		5		6		1
2	5				1	6
	2				5	
3			1	5		7
1		2	6		7	
	1	6		7	4	

문제 5

5		3	6		7	
		7		6		
7	3		1		2	6
4		2		1		3
	4		5			
	6	1			5	2
6	2		7		1	

해답은 권말에 있습니다.

제시된 단어를 5분간 외운 다음 종이로 가리고 밑의 기록란에 순서와
관계없이 생각나는 대로 5분 이내에 적는다.

미역 김밥 당근 들소 사자 안경 소파 꽁치 내장산 암달러
추상화 갈보리 물안경 상급생 민들레 순두부 노리개
관세청 보행기 쪽마루 치안감 두더지 집정관 프랑스
단풍나무 두메산골 쑥부쟁이

기록란

계산문제 적합한 숫자나 기호(+, -, ×, ÷)를 □ 안에 넣으시오.

2 + 7 = □　　26 - 7 = □　　32 ÷ 4 = □

20 - 7 = □　　48 ÷ 8 = □　　6 × 6 = □

40 ÷ 5 = □　　12 - 3 = □　　15 - 7 = □

3 × 8 = □　　7 + 2 = □　　9 × 5 = □

14 + 7 = □　　4 × 6 = □　　10 - 2 = □

18 ÷ 3 = □　　11 + 5 = □　　9 + 8 = □

13 - 6 = □　　9 - 8 = □　　22 ÷ 2 = □

5 × 7 = □　　11 + 3 = □　　3 + 7 = □

6 + 4 = □　　24 ÷ 3 = □　　14 - 6 = □

4 + 13 = □ - 8　　　5 + 5 = 12 - □

15 + □ = 7 + 13　　　□ + 6 = 2 + 12

4 + 10 = □ + 11　　17 - 4 = □ + 5

8 + □ = 14 - 3　　　8 - 2 = 2 + □

□ - 3 = 12 - 9　　19 - 4 = 11 + □

□ - 6 = 5 - 3　　　17 - □ = 20 - 5

4 × 3 = 2 × □　　　6 + 12 = 9 + □

6 + 2 = ☐   9 × 4 = ☐   13 - 5 = ☐

7 × 4 = ☐   12 + 9 = ☐   6 × 3 = ☐

18 ÷ 3 = ☐   10 - 6 = ☐   4 + 6 = ☐

15 - 7 = ☐   26 - 9 = ☐   7 + 3 = ☐

4 + 9 = ☐   8 × 6 = ☐   10 ÷ 2 = ☐

56 ÷ 7 = ☐   13 + 6 = ☐   8 × 8 = ☐

2 × 9 = ☐   16 ÷ 2 = ☐   21 - 8 = ☐

9 + 3 = ☐   32 ÷ 8 = ☐   5 + 8 = ☐

16 - 7 = ☐   36 ÷ 9 = ☐   2 + 7 = ☐

9 + 11 = 14 + ☐   6 + ☐ = 23 - 10

☐ + 3 = 17 - 3   ☐ + 6 = 9 + 4

3 + 8 = ☐ + 6   18 - 5 = 24 - ☐

10 - ☐ = 13 - 6   6 - ☐ = 11 - 9

☐ - 7 = 20 - 14   16 - 4 = ☐ + 4

12 - 3 = 4 + ☐   13 - 5 = ☐ + 2

7 + 4 = 17 - ☐   6 ÷ 2 = 12 - ☐

5개 칸은 1부터 5까지, 7개 칸은 1부터 7까지 가로, 세로 중복되지 않게 순서에 상관없이 공란에 기입한다.

문제 1

	1		2	
5		2		
			1	
4			3	
		3		2

문제 2

	3		2	4
	5		4	
2		1		
4				2

문제 3

3	5			
		3	1	
			2	
4				
	4	5		1

문제 4

2	4		1		7	
	1	3		2		7
		7			1	
7	2		6		5	
5		2		1		6
	5			6		
4	6		3	7		5

문제 5

	6	4			5	1
	4			5		6
4		5	3		6	
	2			3		
2		3		6		7
	3		6		2	5
5	1		4		7	

해답은 권말에 있습니다.

제시된 단어를 5분간 외운 다음 종이로 가리고 밑의 기록란에 순서와
관계없이 생각나는 대로 5분 이내에 적는다.

열무 바지 대구 자몽 대하 게불 약사 화환 오층탑 농기구
내장산 초승달 확성기 기러기 호랑이 광양군 뜸부기
햄버그 보증서 취득세 가로등 봉선화 카메라 진돗개
건들바람 호두나무 표고버섯

기록란

계산
문제

적합한 숫자나 기호(+, -, ×, ÷)를 □ 안에 넣으시오.

$49 \div 7 = \square$ $18 - 7 = \square$ $8 \div 4 = \square$

$8 \times 2 = \square$ $7 \times 8 = \square$ $5 \times 9 = \square$

$12 - 5 = \square$ $27 \div 3 = \square$ $17 - 7 = \square$

$10 + 7 = \square$ $2 + 9 = \square$ $7 \times 4 = \square$

$13 + 8 = \square$ $6 + 11 = \square$ $36 \div 6 = \square$

$22 - 4 = \square$ $35 \div 5 = \square$ $26 - 8 = \square$

$8 + 4 = \square$ $20 - 5 = \square$ $3 + 14 = \square$

$3 \times 6 = \square$ $5 + 3 = \square$ $9 - 4 = \square$

$14 + 3 = \square$ $11 - 2 = \square$ $11 + 11 = \square$

$18 + 4 = \square - 3$ $3 + \square = 20 - 12$

$5 + 9 = 20 - \square$ $17 + 3 = \square - 5$

$\square - 3 = 16 - 4$ $19 - 4 = 21 - \square$

$2 + \square = 9 + 4$ $18 + \square = 19 + 13$

$11 - 4 = 17 - \square$ $\square - 2 = 9 - 6$

$\square + 8 = 11 + 5$ $9 + \square = 7 + 4$

$4 \times 7 = 19 + \square$ $12 \div 3 = 9 - \square$

$13 + 9 =$ ☐ $7 - 5 =$ ☐ $63 \div 9 =$ ☐

$20 - 4 =$ ☐ $8 \div 2 =$ ☐ $7 \times 6 =$ ☐

$54 \div 6 =$ ☐ $20 \times 2 =$ ☐ $3 + 4 =$ ☐

$35 \div 7 =$ ☐ $9 + 9 =$ ☐ $27 - 7 =$ ☐

$4 \times 8 =$ ☐ $63 \div 9 =$ ☐ $9 \times 2 =$ ☐

$15 - 8 =$ ☐ $11 + 5 =$ ☐ $30 \div 5 =$ ☐

$2 \times 3 =$ ☐ $6 \times 4 =$ ☐ $13 - 4 =$ ☐

$16 + 7 =$ ☐ $5 + 17 =$ ☐ $15 + 7 =$ ☐

$7 + 6 =$ ☐ $14 - 6 =$ ☐ $23 - 8 =$ ☐

$13 - 5 =$ ☐ $+ 3$ $20 - 6 = 17 -$ ☐

$9 + 3 = 17 -$ ☐ $3 +$ ☐ $= 8 + 2$

☐ $- 5 = 12 - 7$ ☐ $+ 3 = 13 - 4$

$13 + 8 = 4 +$ ☐ $17 - 4 =$ ☐ $- 2$

$9 + 9 =$ ☐ $- 4$ ☐ $+ 7 = 6 + 11$

$4 +$ ☐ $= 11 - 5$ $7 +$ ☐ $= 10 + 8$

$5 \times 4 = 12 +$ ☐ $7 \times 3 = 28 -$ ☐

제5장 인지 활성화 프로그램

추리 문제
5개 칸은 1부터 5까지, 7개 칸은 1부터 7까지 가로, 세로 중복되지 않게 순서에 상관없이 공란에 기입한다.

2		3		
4			3	
	4		5	
		1		2
3				

6		5		3	1	
	7			1		2
2		1	3		4	
	3			4		5
5		4		2		
	4		2		3	6
3		2		7		1

5	2		1	
		2		
				4
4		3		
			3	5

3		4		
	3	1		2
	5		1	
4				
			5	

4	1		6	2		7
	6	1		7	3	
					7	
3		2				6
		6		5	1	3
5	2		7		6	
	5	7		6		4

해답은 권말에 있습니다.

암기
문제

제시된 단어를 5분간 외운 다음 종이로 가리고 밑의 기록란에 순서와
관계없이 생각나는 대로 5분 이내에 적는다.

생강 서대 땅콩 삼치 부세 진주 무당 사막 감나무 참기름
한림원 라디오 동대문 매운탕 보건소 무녀도 개나리
낙성대 너구리 개두릅 올빼미 덕유산 공증인 비둘기
고등학교 올리브유 남극대륙

기록란

제5장 인지 활성화 프로그램

계산
문제 적합한 숫자나 기호(+, -, ×, ÷)를 □ 안에 넣으시오.

$13 + 9 =$ □ $11 + 5 =$ □ $13 - 3 =$ □

$16 - 3 =$ □ $72 ÷ 9 =$ □ $28 ÷ 4 =$ □

$8 × 5 =$ □ $2 + 6 =$ □ $9 - 5 =$ □

$30 ÷ 6 =$ □ $15 - 2 =$ □ $13 + 8 =$ □

$21 - 5 =$ □ $10 + 7 =$ □ $56 ÷ 8 =$ □

$13 × 6 =$ □ $3 × 7 =$ □ $9 × 4 =$ □

$63 ÷ 7 =$ □ $8 + 5 =$ □ $24 - 8 =$ □

$14 + 4 =$ □ $28 - 9 =$ □ $7 + 5 =$ □

$7 - 4 =$ □ $24 ÷ 4 =$ □ $15 × 2 =$ □

□ $+ 6 = 17 + 5$ □ $+ 9 = 16 + 4$

$5 + 2 = 20 -$ □ $15 - 7 =$ □ $- 10$

$18 - 9 =$ □ $+ 4$ $18 - 3 = 4 +$ □

$19 -$ □ $= 18 - 7$ $11 - 8 = 7 -$ □

□ $- 8 = 9 - 5$ $14 -$ □ $= 17 - 9$

$9 + 7 =$ □ $+ 2$ $14 +$ □ $= 6 + 10$

$18 ÷$ □ $= 4 + 2$ $4 ×$ □ $= 17 + 15$

$42 \div 7 = \square$　　$4 + 5 = \square$　　$19 - 8 = \square$

$15 - 8 = \square$　　$6 \times 2 = \square$　　$4 \times 4 = \square$

$6 \times 8 = \square$　　$18 \div 9 = \square$　　$5 + 6 = \square$

$20 \div 4 = \square$　　$12 - 10 = \square$　　$13 + 3 = \square$

$8 + 6 = \square$　　$27 - 7 = \square$　　$14 + 16 = \square$

$3 + 7 = \square$　　$8 \times 3 = \square$　　$7 + 7 = \square$

$17 - 6 = \square$　　$19 + 2 = \square$　　$48 \div 6 = \square$

$9 \times 3 = \square$　　$49 \div 7 = \square$　　$2 \times 8 = \square$

$12 + 4 = \square$　　$7 - 5 = \square$　　$9 + 9 = \square$

$15 - 10 = 3 + \square$　　　　$\square + 7 = 14 + 5$

$20 - \square = 14 + 4$　　　　$18 - \square = 20 - 4$

$\square + 4 = 12 + 6$　　　　$12 + 7 = 4 + \square$

$13 - 3 = \square - 10$　　　　$3 + \square = 12 - 5$

$15 - 9 = \square + 4$　　　　$18 - 11 = \square - 3$

$25 - 12 = 18 - \square$　　　　$\square + 3 = 4 + 7$

$3 \times 6 = 9 \times \square$　　　　$13 + 9 = \square + 15$

추리 문제 5개 칸은 1부터 5까지, 7개 칸은 1부터 7까지 가로, 세로 중복되지 않게 순서에 상관없이 공란에 기입한다.

4				3
		3	4	
			2	
		2		5
	1		5	

1		2		5		6
5	1		4		7	
	6					1
6			5	3		4
	5			6		
7		1	6		2	5
	7	5		1	6	

3		1		2
	3	4		
5			1	
	4			
			5	

7		5	2			6
		3		2	6	
1			3	5		7
3		1				2
	2	4		3	7	
	5		4	6		1
4		2			5	

	4		3	
4	1			2
		5	2	
3				1

해답은 권말에 있습니다.

제시된 단어를 5분간 외운 다음 종이로 가리고 밑의 기록란에 순서와 관계없이 생각나는 대로 5분 이내에 적는다.

> 짬뽕 순무 잠바 비누 군밤 갈치 문어 우럭 두타산 아산만
> 김장독 조리개 밤나무 들기름 범고래 구기자 모닝콜
> 섬진강 사육신 정부군 위스키 중개인 공동탕 경옥고
> 줄다리기 고슴도치 가시나무

기록란

제5장 인지 활성화 프로그램

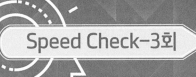
기능 검사

☑ 숫자 읽기

아래 숫자를 숫자(예 4-사, 9-구, 3-삼, 6-육과 같이)로 끝까지 소리 내어 읽고 걸린 시간을 기록한다.　　　　　　　　　　[　　　분　　　초]

```
9 8 4 9 7 6 3 8 5 4 6 7 9 5 8 4 7 8 5 3 9
5 7 5 8 6 4 7 9 4 6 5 7 8 6 3 8 3 5 6 8 3
7 6 3 8 8 5 5 7 6 8 3 8 5 9 3 7 9 4 8 7 3
5 8 6 7 9 4 7 8 6 5 3 7 8 6 3 8 4 7 6 9 7
3 5 6 8 3 5 9 3 5 4 7 5 8 9 4 8 6 6 8 3 7
3 8 5 7 6 7 7 8 5 6 4 9 6 7 4 8 4 6 9 3
5 6 4 5 8 4 5 4 7 9 8 4 9 6 3 7 3 9 6 8 5
4 7 9 3 3 4 5 8 5 8 5 4 7 8 3 6 5 4 6 7 6
9 3 5 8 7 6 8 3 4 8 6 9 4 6 7 8 3 6 9 7 6
3 9 6 8 9 9 5 3 4 7 6 9 7 9 5 7 8 4 7 6 3
5 3 8 4 5 8 6 5 7 9 5 6 9 4 6 9 4 5 3 4 7
8 3 7 8 7 5 8 3 3 5 4 3 6 7 3 8 5 6 6 5 8
7 9 5 9 4 7 8 9 5 3 7 4 4 9 6 8 3 5 7 8 4
3 7 5 4 9 3 8 4 9 4 5 6 4 5 8 4 5 4 7 9 8
```

☑ 색채 읽기

위 숫자를 숫자로 읽지 않고 색채(예 5-빨강, 6-파랑, 4-노랑, 7-빨강, 8-검정, 6-초록, 4-보라와 같이)로 소리 내어 읽는다.　　　　　[　　　분　　　초]

☑ 숫자 계산

숫자를 더해서 십 자리는 제하고 한 자릿수만 적는다. 예를 들어 9와 6을 더하면 15이지만 10은 제하고 5만, 6과 8을 더하면 14이지만 4만, 8과 3은 1을, 3과 7은 0을 숫자와 숫자 사이에 적는다(8페이지 **참조**). 끝까지 한 다음 걸린 시간을 기록한다.   [분   초]

```
8 5 6 5 8 4 9 3 5 4 8 3 7 9 4 7 9 4 8 3 8 5 7 9
5 3 8 5 7 9 4 5 5 9 3 4 4 6 7 5 8 9 8 5 6 5 8 6
8 3 7 5 4 9 3 5 4 5 8 6 9 3 5 6 4 7 4 4 6 5 4 5
8 3 7 8 9 5 6 5 6 4 7 8 5 4 8 6 4 5 3 8 7 8 3 8
5 8 9 7 6 3 4 8 9 7 6 8 5 7 8 9 8 3 7 8 7 6 5 9
6 4 6 9 3 4 7 9 3 4 6 7 4 6 3 8 7 4 6 3 5 8 6 3
7 5 9 8 6 5 7 9 5 6 4 9 8 7 6 5 9 6 8 3 7 8 9 4
6 9 4 7 5 7 9 5 7 9 6 7 7 4 9 5 4 6 7 9 4 3 7 4
4 9 6 6 8 3 7 5 7 6 9 3 5 7 6 9 8 3 5 6 8 7 3 8
7 3 9 5 3 4 9 5 7 4 7 8 3 9 8 7 6 8 3 7 6 4 9 5
6 9 3 4 3 7 5 8 6 5 4 9 6 3 7 5 6 9 7 6 4 8 6 7
5 7 9 8 3 8 6 5 3 7 7 8 3 7 5 6 5 9 3 6 5 7 8 5
3 8 4 9 7 5 4 9 3 7 8 8 4 7 4 5 3 8 5 7 9 5 4 6
8 8 5 9 6 3 9 5 7 3 5 8 9 4 8 3 7 8 6 9 6 9 8 6
9 5 8 4 7 6 9 7 5 3 8 5 7 6 4 8 6 7 9 5 4 6 8 9
3 5 8 3 4 9 6 5 9 7 6 5 3 9 7 6 3 8 7 6 8 7 5 3
4 7 8 9 4 7 9 4 5 7 6 8 7 9 3 7 9 3 4 4 9 6 3 8
7 8 6 7 5 4 7 8 4 5 8 7 6 3 3 8 5 4 8 5 9 6 7 5
```

계산문제 적합한 숫자나 기호(+, -, ×, ÷)를 □ 안에 넣으시오.

$27 - 5 = \boxed{}$ $4 \div 2 = \boxed{}$ $4 \times 7 = \boxed{}$

$15 \div 3 = \boxed{}$ $8 - 3 = \boxed{}$ $12 - 5 = \boxed{}$

$16 + 6 = \boxed{}$ $11 + 6 = \boxed{}$ $40 \div 8 = \boxed{}$

$9 \times 8 = \boxed{}$ $2 + 7 = \boxed{}$ $15 + 4 = \boxed{}$

$5 \times 4 = \boxed{}$ $4 \times 13 = \boxed{}$ $14 - 4 = \boxed{}$

$21 - 7 = \boxed{}$ $72 \div 8 = \boxed{}$ $27 \div 9 = \boxed{}$

$8 + 7 = \boxed{}$ $17 - 5 = \boxed{}$ $23 - 6 = \boxed{}$

$24 \div 8 = \boxed{}$ $6 + 4 = \boxed{}$ $13 + 8 = \boxed{}$

$14 - 3 = \boxed{}$ $3 + 7 = \boxed{}$ $11 \times 9 = \boxed{}$

$19 - 10 = 7 + \boxed{}$ $16 - 10 = \boxed{} - 3$

$8 - \boxed{} = 11 - 7$ $14 - 8 = 10 - \boxed{}$

$17 - \boxed{} = 13 - 2$ $\boxed{} + 14 = 9 + 8$

$17 + 4 = 27 - \boxed{}$ $4 + 4 = \boxed{} + 2$

$\boxed{} + 9 = 8 + 12$ $12 - 3 = \boxed{} + 3$

$14 + \boxed{} = 7 + 9$ $\boxed{} + 4 = 21 - 8$

$28 \div 4 = 13 - \boxed{}$ $7 + 9 = 5 + \boxed{}$

$4 + 7 =$ ☐ $18 \div 6 =$ ☐ $2 \times 4 =$ ☐

$40 \div 4 =$ ☐ $2 + 6 =$ ☐ $12 \div 3 =$ ☐

$15 - 6 =$ ☐ $6 - 4 =$ ☐ $3 + 8 =$ ☐

$3 \times 9 =$ ☐ $9 + 14 =$ ☐ $17 - 4 =$ ☐

$12 + 12 =$ ☐ $5 \times 5 =$ ☐ $13 \times 7 =$ ☐

$36 \div 4 =$ ☐ $4 + 3 =$ ☐ $24 \div 6 =$ ☐

$11 + 3 =$ ☐ $21 - 9 =$ ☐ $15 + 7 =$ ☐

$18 - 4 =$ ☐ $25 - 8 =$ ☐ $29 - 8 =$ ☐

$7 \times 2 =$ ☐ $42 \div 7 =$ ☐ $17 + 13 =$ ☐

$13 - 9 =$ ☐ $- 11$ $4 +$ ☐ $= 14 - 4$

$14 + 3 = 11 +$ ☐ $19 - 8 =$ ☐ $+ 7$

$4 +$ ☐ $= 11 - 2$ $16 - 3 = 18 -$ ☐

$14 - 6 =$ ☐ $- 8$ ☐ $+ 15 = 20 + 10$

$13 -$ ☐ $= 9 - 6$ $19 - 11 = 12 -$ ☐

☐ $+ 6 = 15 - 2$ ☐ $+ 17 = 12 + 19$

$4 + 12 = 7 +$ ☐ $21 \div 3 = 2 +$ ☐

5개 칸은 1부터 5까지, 7개 칸은 1부터 7까지 가로, 세로 중복되지 않게 순서에 상관없이 공란에 기입한다.

			2	4
3	5			
			1	3
2				5
	1			

	1		2	
1				3
			3	
	5	3		4
5				

3		6		2		7
7					2	
	3		6	4		2
1			2		3	5
	4	2		5	1	
4			5	3		
2		5			4	6

2		3		
				2
		4		5
	4		5	
4				1

	1		6	2		7
7		5	1		6	2
	5			6		
4	7			1	3	
		2			7	
6		4		3		1
3	6		4		2	

해답은 권말에 있습니다.

제시된 단어를 5분간 외운 다음 종이로 가리고 밑의 기록란에 순서와 관계없이 생각나는 대로 5분 이내에 적는다.

연근 오리 여우 모자 치약 국화 석류 볼락 마니산 어금니
찬가게 측후소 보조개 다시마 자장면 노처녀 관현악
두만강 미나리 아몬드 건전지 개머루 잔모래 질경이
암행어사 매실나무 두부찌개

기록란

계산문제 적합한 숫자나 기호(+, -, ×, ÷)를 □ 안에 넣으시오.

$4 \times 9 =$ □ $6 - 4 =$ □ $21 \div 3 =$ □

$28 \div 7 =$ □ $7 \times 7 =$ □ $8 + 9 =$ □

$10 - 5 =$ □ $18 \div 2 =$ □ $6 \times 7 =$ □

$16 + 8 =$ □ $14 + 8 =$ □ $32 \div 4 =$ □

$7 - 3 =$ □ $17 - 3 =$ □ $12 - 5 =$ □

$12 \times 4 =$ □ $3 + 2 =$ □ $7 + 5 =$ □

$18 + 13 =$ □ $45 \div 5 =$ □ $29 - 7 =$ □

$5 \times 6 =$ □ $8 - 6 =$ □ $9 \times 4 =$ □

$42 \div 6 =$ □ $4 + 9 =$ □ $6 + 3 =$ □

□ $- 3 = 3 + 3$ $2 + 11 =$ □ $- 11$

$7 + 9 = 5 +$ □ $5 + 8 =$ □ $+ 10$

$13 -$ □ $= 6 + 5$ □ $+ 13 = 9 + 7$

□ $- 4 = 15 - 7$ $12 - 8 = 8 -$ □

$16 - 9 =$ □ $+ 4$ $8 + 3 = 15 -$ □

$13 -$ □ $= 14 - 5$ $3 +$ □ $= 9 - 4$

$5 + 8 = 6 +$ □ $4 + 7 = 19 -$ □

7 + 3 = ☐   3 × 5 = ☐   4 2 ÷ 7 = ☐

1 4 ÷ 2 = ☐   2 8 ÷ 4 = ☐   1 7 + 4 = ☐

3 2 − 1 3 = ☐   2 + 7 = ☐   1 2 − 6 = ☐

7 × 5 = ☐   3 0 × 3 = ☐   5 × 2 = ☐

1 8 − 2 = ☐   1 3 − 6 = ☐   8 1 ÷ 9 = ☐

3 × 4 = ☐   4 5 ÷ 5 = ☐   1 7 + 3 = ☐

1 6 ÷ 8 = ☐   9 + 4 = ☐   3 × 9 = ☐

1 5 − 3 = ☐   1 8 + 3 = ☐   8 − 2 = ☐

8 × 2 = ☐   9 × 6 = ☐   6 + 1 5 = ☐

4 + 5 = 1 4 − ☐   1 4 + 2 = ☐ − 7

1 4 − ☐ = 1 2 − 4   1 0 − 7 = ☐ − 1 2

7 + ☐ = 1 4 − 3   9 − ☐ = 1 1 − 7

☐ + 2 = 8 + 6   5 + 4 = 1 7 − ☐

1 0 − ☐ = 2 + 5   ☐ + 5 = 2 + 1 1

2 7 − 1 0 = ☐ + 9   1 3 − ☐ = 8 − 3

9 + ☐ = 2 × 6   1 8 ÷ 3 = ☐ × 3

제5장 인지 활성화 프로그램

5개 칸은 1부터 5까지, 7개 칸은 1부터 7까지 가로, 세로 중복되지 않게 순서에 상관없이 공란에 기입한다.

	2			1
2				4
	3		4	
				5
1		2		

	1		2	
5				1
	4	3		2
			3	
2				

	4			
		5		1
2	5			
	3	1		
3			2	

	5		3		4	7
4	7			1	6	
		5				
1		7		5		6
3	6		4		5	1
		4		2	7	
	3		1	4		5

4		5	7			3
7			3		2	6
	6	3		7	4	
5			1			4
3		4			5	
	3		2		1	5
1		2		6		

해답은 권말에 있습니다.

제시된 단어를 5분간 외운 다음 종이로 가리고 밑의 기록란에 순서와 관계없이 생각나는 대로 5분 이내에 적는다.

> 버섯 마늘 거위 수달 양말 칫솔 광어 동태 무등산 양잿물
> 내몽고 채송화 시위대 탕수육 팽나무 서양인 진달래
> 바비큐 감찰감 고릴라 올림픽 노래미 킥복싱 예배당
> 바람개비 살구나무 능이버섯

기록란

제5장 인지 활성화 프로그램

계산문제 적합한 숫자나 기호(+, -, ×, ÷)를 □ 안에 넣으시오.

$12 + 6 = \boxed{}$ $7 \times 6 = \boxed{}$ $21 - 4 = \boxed{}$

$9 \div 3 = \boxed{}$ $7 + 8 = \boxed{}$ $6 \times 9 = \boxed{}$

$5 \times 8 = \boxed{}$ $21 \div 7 = \boxed{}$ $25 \div 5 = \boxed{}$

$7 - 2 = \boxed{}$ $13 + 8 = \boxed{}$ $10 + 10 = \boxed{}$

$3 \times 2 = \boxed{}$ $6 - 4 = \boxed{}$ $8 \times 6 = \boxed{}$

$19 - 6 = \boxed{}$ $2 \times 2 = \boxed{}$ $7 + 6 = \boxed{}$

$6 + 7 = \boxed{}$ $3 + 4 = \boxed{}$ $60 \div 6 = \boxed{}$

$4 + 3 = \boxed{}$ $12 \div 4 = \boxed{}$ $4 \times 3 = \boxed{}$

$16 \div 4 = \boxed{}$ $14 - 3 = \boxed{}$ $15 + 15 = \boxed{}$

$2 + \boxed{} = 12 - 7$ $14 - \boxed{} = 19 - 8$

$17 - 7 = \boxed{} + 5$ $\boxed{} - 3 = 17 - 13$

$14 - 9 = 7 - \boxed{}$ $14 - 6 = 3 + \boxed{}$

$\boxed{} + 3 = 14 - 7$ $2 \times 6 = \boxed{} + 2$

$4 + 12 = \boxed{} + 10$ $3 + \boxed{} = 4 + 2$

$3 \times 8 = \boxed{} \times 4$ $2 + \boxed{} = 4 + 11$

$17 - \boxed{} = 6 + 7$ $5 \times 3 = 7 + \boxed{}$

$16 - 6 = \square$ $24 \div 3 = \square$ $7 \times 3 = \square$

$2 \times 5 = \square$ $13 + 14 = \square$ $25 - 5 = \square$

$27 \div 3 = \square$ $9 - 6 = \square$ $36 \div 4 = \square$

$19 + 4 = \square$ $15 \div 5 = \square$ $7 + 14 = \square$

$18 - 9 = \square$ $14 - 9 = \square$ $14 \div 7 = \square$

$15 + 7 = \square$ $4 \times 2 = \square$ $15 + 8 = \square$

$8 + 3 = \square$ $3 + 9 = \square$ $9 - 4 = \square$

$40 \div 4 = \square$ $17 + 7 = \square$ $8 \times 4 = \square$

$9 \times 9 = \square$ $25 - 4 = \square$ $11 + 4 = \square$

$7 - 5 = \square - 2$ $\square + 2 = 2 \times 5$

$\square + 8 = 2 + 9$ $7 + 10 = 11 + \square$

$7 + 3 = \square - 6$ $\square + 3 = 6 + 7$

$5 - \square = 6 - 3$ $18 - \square = 12 + 3$

$16 - 7 = 4 + \square$ $4 \times 4 = \square \times 2$

$\square + 6 = 12 - 4$ $12 - \square = 10 - 5$

$8 + 5 = 17 - \square$ $4 \times 6 = 12 \times \square$

추리 문제 5개 칸은 1부터 5까지, 7개 칸은 1부터 7까지 가로, 세로 중복되지 않게 순서에 상관없이 공란에 기입한다.

5		4	1	
			3	
4				2
	3			4
	5			

	4		7		3	1
3	1				7	
5		1		4		7
		2		5		
	2		5	3		6
2		5	3		6	
7	5			6	4	

		3	1	
5	3			2
				5
		5		
4				1

	3		2		4	7
5		2			1	
3	5		4	1		2
		3			2	
2		6		7		1
	6		5		7	
7		4		5		6

3		1		
	3			
4				3
	4	5		
	2			4

해답은 권말에 있습니다.

암기 문제

제시된 단어를 5분간 외운 다음 종이로 가리고 밑의 기록란에 순서와 관계없이 생각나는 대로 5분 이내에 적는다.

> 잡채 토끼 구두 철쭉 호두 해삼 한강 주막 월악산 제트기
> 단무지 북극곰 지팡이 목욕탕 사랑방 옻나무 벽돌담
> 나막신 독수리 먹갈치 공양미 호롱불 샤워기 월계수
> 겨드랑이 송이버섯 바이올린

기록란

계산문제 적합한 숫자나 기호(+, -, ×, ÷)를 □ 안에 넣으시오.

$18 \div 3 = \square$　　$9 \times 5 = \square$　　$10 - 6 = \square$

$15 - 10 = \square$　　$20 - 6 = \square$　　$7 \times 9 = \square$

$2 \times 7 = \square$　　$6 + 8 = \square$　　$6 \div 3 = \square$

$27 - 9 = \square$　　$3 + 3 = \square$　　$12 + 9 = \square$

$8 + 8 = \square$　　$20 \div 5 = \square$　　$16 - 2 = \square$

$16 \div 4 = \square$　　$8 + 3 = \square$　　$28 \div 4 = \square$

$17 - 6 = \square$　　$19 - 5 = \square$　　$27 - 4 = \square$

$19 + 5 = \square$　　$60 \div 6 = \square$　　$7 + 9 = \square$

$8 \times 9 = \square$　　$14 + 9 = \square$　　$15 \times 3 = \square$

$6 + 2 = 17 - \square$　　$3 \times 8 = \square \times 12$

$\square + 6 = 15 - 4$　　$19 - 6 = 11 + \square$

$\square - 5 = 2 + 8$　　$5 + \square = 9 + 6$

$2 \times 6 = 3 + \square$　　$7 + 8 = \square + 11$

$\square - 6 = 10 - 8$　　$19 + 11 = 25 + \square$

$9 - \square = 15 - 8$　　$13 - 4 = 11 - \square$

$42 \div 7 = 12 - \square$　　$36 \div \square = 2 \times 3$

$48 \div 8 =$ ☐ $9 + 9 =$ ☐ $14 - 10 =$ ☐

$9 \times 7 =$ ☐ $10 \div 5 =$ ☐ $12 \div 6 =$ ☐

$22 - 7 =$ ☐ $27 - 8 =$ ☐ $23 - 4 =$ ☐

$13 + 9 =$ ☐ $8 - 5 =$ ☐ $3 \times 4 =$ ☐

$22 + 12 =$ ☐ $28 \div 7 =$ ☐ $15 + 8 =$ ☐

$6 \times 6 =$ ☐ $4 + 7 =$ ☐ $14 - 6 =$ ☐

$10 - 4 =$ ☐ $8 \times 3 =$ ☐ $25 \div 5 =$ ☐

$45 \div 3 =$ ☐ $5 + 8 =$ ☐ $9 \times 4 =$ ☐

$7 + 8 =$ ☐ $6 \times 5 =$ ☐ $5 + 2 =$ ☐

$10 + 4 = 7 +$ ☐ $6 -$ ☐ $= 18 - 14$

☐ $+ 15 = 6 + 14$ $17 - 11 =$ ☐ $- 6$

$12 - 4 =$ ☐ $- 8$ ☐ $+ 3 = 20 - 15$

$12 -$ ☐ $= 17 - 8$ ☐ $\times 2 = 8 \times 3$

☐ $+ 2 = 15 - 6$ $22 - 10 = 5 +$ ☐

$16 - 5 = 2 +$ ☐ $5 \times 6 =$ ☐ $\times 10$

☐ $\times 4 = 32 \div 4$ $23 -$ ☐ $= 7 + 9$

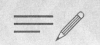

추리 문제 5개 칸은 1부터 5까지, 7개 칸은 1부터 7까지 가로, 세로 중복되지 않게 순서에 상관없이 공란에 기입한다.

		5		4
		3	5	
4				5
2		4		
				1

7		6	2			3
	2		7	3		1
		2		1	4	
1		7	3		2	
				2		7
6		5		4		
2	6		4		3	5

	2		1	
2			4	
	3	1		4
3				
				5

	7		4		1	3
2		6			3	5
7	2					5
	6		3		7	
6		3	5			4
3	5				6	
	3		7	2		6

4	2			
		3		4
			4	2
3	1			
				3

해답은 권말에 있습니다.

암기 문제

제시된 단어를 5분간 외운 다음 종이로 가리고 밑의 기록란에 순서와 관계없이 생각나는 대로 5분 이내에 적는다.

> 삿갓 가위 감자 꼬막 민어 농어 까치 형사 영업소 조각가
> 추풍령 워싱턴 뻐꾸기 산수유 원숭이 강아지 베이컨
> 목공소 운동화 경매인 할미꽃 도봉산 영산강 월미도
> 지느러미 자작나무 숙주나물

기록란

제5장 인지 활성화 프로그램

**계산
문제** 적합한 숫자나 기호(+, -, ×, ÷)를 □ 안에 넣으시오.

3 + 6 = □　　21 ÷ 3 = □　　18 + 5 = □

19 + 8 = □　　6 - 3 = □　　5 × 8 = □

12 × 3 = □　　5 + 4 = □　　27 ÷ 3 = □

6 ÷ 3 = □　　2 × 9 = □　　7 + 4 = □

10 + 2 = □　　48 ÷ 6 = □　　4 × 7 = □

35 ÷ 5 = □　　22 - 2 = □　　13 - 4 = □

25 - 7 = □　　17 - 4 = □　　24 ÷ 6 = □

13 - 2 = □　　14 × 2 = □　　9 + 5 = □

24 ÷ 3 = □　　8 + 13 = □　　17 - 14 = □

□ + 9 = 21 - 4　　　　□ × 6 = 3 × 8

4 + 5 = 16 - □　　　　9 × 2 = □ × 6

18 - 12 = 4 + □　　　16 - □ = 7 + 4

5 + 3 = □ + 4　　　　4 + 8 = □ + 3

□ - 5 = 9 - 2　　　　7 + 8 = □ + 10

14 - □ = 4 - 2　　　　6 - 4 = □ - 7

8 + 14 = □ + 15　　　35 ÷ □ = 12 - 5

$12 \div 2 = \boxed{}$ $7 \times 2 = \boxed{}$ $10 - 8 = \boxed{}$

$8 \times 4 = \boxed{}$ $12 + 4 = \boxed{}$ $5 \times 4 = \boxed{}$

$9 + 2 = \boxed{}$ $6 + 8 = \boxed{}$ $4 \times 7 = \boxed{}$

$14 + 7 = \boxed{}$ $8 - 4 = \boxed{}$ $64 \div 8 = \boxed{}$

$2 \times 5 = \boxed{}$ $3 \times 7 = \boxed{}$ $7 + 7 = \boxed{}$

$7 - 2 = \boxed{}$ $63 \div 9 = \boxed{}$ $12 + 9 = \boxed{}$

$27 \div 3 = \boxed{}$ $6 + 6 = \boxed{}$ $6 \times 9 = \boxed{}$

$3 + 9 = \boxed{}$ $5 - 3 = \boxed{}$ $21 - 11 = \boxed{}$

$6 - 2 = \boxed{}$ $11 \times 5 = \boxed{}$ $28 \div 7 = \boxed{}$

$8 \times 5 = 2 \times \boxed{}$ $2 + 14 = \boxed{} - 8$

$15 + \boxed{} = 25 - 5$ $6 + \boxed{} = 4 + 5$

$16 - 3 = 3 + \boxed{}$ $\boxed{} \times 2 = 6 \times 4$

$14 + 4 = \boxed{} + 7$ $5 + 2 = 4 + \boxed{}$

$\boxed{} - 6 = 6 + 12$ $10 - \boxed{} = 20 - 16$

$10 - 8 = \boxed{} - 5$ $14 - 3 = 17 - \boxed{}$

$36 \div \boxed{} = 3 \times 3$ $17 - 4 = \boxed{} + 7$

제5장 인지 활성화 프로그램

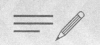

 추리 문제 5개 칸은 1부터 5까지, 7개 칸은 1부터 7까지 가로, 세로 중복되지 않게 순서에 상관없이 공란에 기입한다.

[상단 왼쪽 5×5]

		5	2	
			5	2
	4	1		
				3
3				1

[상단 오른쪽 7×7]

	6		4	1		7
1		7	2		3	
	7	3		2	6	
6			4			3
2		1	3			6
		4		3	7	
7				5		4

[중간 왼쪽 5×5]

3			4	
	3			4
	1			
		1		5
	2		1	

[하단 왼쪽 5×5]

	5	3		4
			3	
1				
	1		2	
5				2

[하단 오른쪽 7×7]

2	4		6	3		7
	2	6			1	3
					7	2
6		5				4
		2		4	6	
1	3		5		4	
	7	4		6		3

해답은 권말에 있습니다.

암기 문제 제시된 단어를 5분간 외운 다음 종이로 가리고 밑의 기록란에 순서와 관계없이 생각나는 대로 5분 이내에 적는다.

근대 기린 장화 식칼 목련 참외 더덕 청어 선풍기 정거장
섬진강 우편함 교향곡 팔보채 가야국 모나코 번갯불
다람쥐 사기꾼 대합실 기저귀 경운기 헤드폰 경의선
헬리콥터 고무나무 꼬마전구

기록란

제5장 인지 활성화 프로그램

계산문제 적합한 숫자나 기호(+, -, ×, ÷)를 □ 안에 넣으시오.

$7 \times 3 =$ □ $10 + 3 =$ □ $25 - 6 =$ □

$20 - 6 =$ □ $25 \div 5 =$ □ $2 + 4 =$ □

$12 \div 2 =$ □ $9 \times 9 =$ □ $27 \div 9 =$ □

$11 + 4 =$ □ $44 \div 4 =$ □ $6 \times 2 =$ □

$4 + 8 =$ □ $9 + 2 =$ □ $17 + 5 =$ □

$7 - 4 =$ □ $2 \times 4 =$ □ $13 \times 2 =$ □

$3 \times 3 =$ □ $9 + 6 =$ □ $5 - 2 =$ □

$14 \div 7 =$ □ $3 + 7 =$ □ $12 \div 6 =$ □

$3 \times 8 =$ □ $6 - 2 =$ □ $12 + 16 =$ □

□ $+ 6 = 3 + 5$ $6 + 5 =$ □ $+ 3$

$3 + 6 = 5 +$ □ $14 -$ □ $= 13 - 8$

$12 - 2 =$ □ $- 5$ □ $- 4 = 8 - 5$

$7 + 2 = 15 -$ □ $19 -$ □ $= 6 + 6$

$22 - 12 =$ □ $+ 7$ $2 \times$ □ $= 5 \times 6$

$8 \times 3 = 4 \times$ □   □ $+ 12 = 19 - 5$

□ $\times 12 = 4 \times 9$ $25 - 7 = 12 +$ □

$2 \times 6 =$ ☐　　$5 - 3 =$ ☐　　$14 + 9 =$ ☐

$19 - 8 =$ ☐　　$70 \div 7 =$ ☐　　$11 - 4 =$ ☐

$20 + 3 =$ ☐　　$7 + 6 =$ ☐　　$5 \times 7 =$ ☐

$63 \div 7 =$ ☐　　$20 \times 3 =$ ☐　　$40 \div 5 =$ ☐

$7 \times 7 =$ ☐　　$5 + 9 =$ ☐　　$6 - 2 =$ ☐

$3 + 3 =$ ☐　　$8 + 5 =$ ☐　　$22 \div 2 =$ ☐

$9 + 5 =$ ☐　　$4 \times 3 =$ ☐　　$7 \times 4 =$ ☐

$12 - 7 =$ ☐　　$23 - 2 =$ ☐　　$2 + 20 =$ ☐

$16 \div 2 =$ ☐　　$36 \div 4 =$ ☐　　$12 - 5 =$ ☐

$2 + 16 =$ ☐ $+ 13$　　　$14 -$ ☐ $= 13 - 9$

$18 - 9 = 14 -$ ☐　　　$10 +$ ☐ $= 4 + 20$

$11 - 9 = 5 -$ ☐　　　$18 +$ ☐ $= 9 + 13$

☐ $- 2 = 5 + 4$　　　$25 - 3 = 18 +$ ☐

☐ $+ 7 = 22 - 9$　　　$5 \times 4 = 2 \times$ ☐

☐ $\times 16 = 4 \times 8$　　　$24 +$ ☐ $= 30 - 2$

$12 \div 3 = 17 -$ ☐　　　$6 + 2 =$ ☐ $\times 4$

제5장 인지 활성화 프로그램

 5개 칸은 1부터 5까지, 7개 칸은 1부터 7까지 가로, 세로 중복되지 않게 순서에 상관없이 공란에 기입한다.

그림 1

	1			4
			5	
5		2		
	5		1	
4			3	

그림 2

5		1		
	1			5
		2		
4			3	
		3		4

그림 3

	5			2
5				4
	4		3	
				3
1		4		

그림 4

	3		5		4	7
4		6		7		5
	6		1		7	
	2	7				6
		2			5	
3	7		2	6		4
1		3	7		6	

그림 5

		5	2		3	
6		7			5	2
	6		7	4		
7		1				3
5	2			7	4	
	7	4		5		6
1		2	6			4

해답은 권말에 있습니다.

제시된 단어를 5분간 외운 다음 종이로 가리고 밑의 기록란에 순서와 관계없이 생각나는 대로 5분 이내에 적는다.

머위 명태 조개 지도 호떡 감초 틀니 가훈 나그네 조가비
참나무 군만두 도서관 방울뱀 고사리 산악회 베짱이
복분자 목도리 축구공 숟가락 경마장 장아찌 복부인
미꾸라지 차가버섯 남한산성

기록란

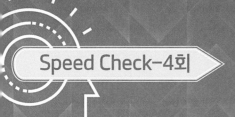
기능 검사

☑ 숫자 읽기

아래 숫자를 숫자(**예** 4-사, 9-구, 3-삼, 6-육과 같이)로 끝까지 소리 내어 읽고 걸린 시간을 기록한다.　　　　　　　　　　　　　[　　　분　　　초]

```
5 3 4 7 6 9 7 9 5 7 8 4 7 6 3 9 8 4 9 7 6
3 8 5 4 6 7 9 5 8 4 7 8 5 3 9 5 7 5 8 6 4
7 9 4 6 5 7 8 6 3 8 3 5 6 8 3 7 6 3 8 8 5
5 7 6 8 3 8 5 9 3 7 9 4 8 7 3 5 8 6 7 9 4
7 8 6 5 3 7 8 6 3 8 4 7 6 9 7 3 5 6 8 3 5
7 6 9 5 4 8 9 6 7 4 8 4 6 9 3 5 6 4 5 8 4
5 4 7 9 8 4 9 6 3 7 3 9 6 8 5 4 7 9 3 3 4
5 8 5 8 5 4 7 8 3 6 5 4 6 7 6 9 3 5 8 7 6
8 3 4 8 6 9 4 6 7 8 3 6 9 7 6 3 9 6 8 9 9
9 3 5 4 7 5 8 9 4 8 6 6 8 3 7 5 3 8 4 5 8
6 5 7 9 5 6 9 4 6 9 4 5 3 4 7 8 3 7 8 7 5
8 3 3 5 4 3 6 7 3 8 5 6 6 5 8 7 9 5 9 4 7
8 9 5 3 7 4 4 9 6 8 3 5 7 8 4 3 7 5 4 9 3
8 4 9 4 5 7 4 8 5 9 6 5 5 6 4 5 8 4 5 4 7
```

☑ 색채 읽기

위 숫자를 숫자로 읽지 않고 색채(**예** 5-빨강, 6-파랑, 4-노랑, 7-빨강, 8-검정, 6-초록, 4-보라와 같이)로 소리 내어 읽는다.　　　　　　　[　　　분　　　초]

☑ 숫자 계산

숫자를 더해서 십 자리는 제하고 한 자릿수만 적는다. 예를 들어 9와 6을 더하면 15이지만 10은 제하고 5만, 6과 8을 더하면 14이지만 4만, 8과 3은 1을, 3과 7은 0을 숫자와 숫자 사이에 적는다(8페이지 참조). 끝까지 한 다음 걸린 시간을 기록한다. [분   초]

```
3 9 4 6 8 7 8 5 7 9 4 5 5 9 3 4 4 6 7 5 8 9 8 5
6 5 8 6 8 3 7 5 4 9 3 5 4 5 8 6 9 3 5 6 4 7 4 4
6 5 4 5 8 3 7 8 9 5 6 5 6 4 7 8 5 4 8 6 4 5 3 8
7 8 3 5 8 9 7 6 3 4 8 9 7 6 8 5 7 8 9 8 3 7 8
7 6 5 9 6 4 6 9 3 4 7 9 3 4 6 7 4 6 3 8 7 4 6 3
5 8 6 3 7 5 9 8 6 5 7 9 5 6 4 9 8 7 6 5 9 6 8 3
7 8 9 4 6 9 3 4 3 7 5 8 6 5 4 9 6 3 7 5 6 9 7 6
4 8 6 7 5 7 9 8 3 8 6 5 3 7 7 8 3 7 5 6 5 9 3 6
5 7 8 5 3 8 4 9 7 5 4 9 3 7 8 8 4 7 4 5 3 8 5 7
9 5 4 6 8 8 5 9 6 3 9 5 7 3 5 8 9 4 8 3 7 8 6 9
6 9 8 6 9 5 8 4 7 6 9 7 5 3 8 5 7 6 4 8 6 7 9 5
4 6 8 9 3 5 8 3 4 9 6 5 9 7 6 5 3 9 7 6 3 8 7 6
8 7 5 3 4 7 8 9 4 7 9 4 5 7 6 8 6 7 9 3 7 9 3 4 4
9 6 3 8 7 8 6 7 5 4 7 8 4 5 8 7 6 3 3 3 8 5 4 8 5
9 6 7 4 8 9 4 7 5 8 6 7 9 4 3 9 8 6 7 4 8 6 7 9
4 8 7 8 6 7 5 3 8 7 6 3 8 7 6 3 8 7 5 4 8 5 9 3
5 9 4 5 6 3 5 7 3 6 3 8 5 3 8 3 6 4 5 4 8 6 7 9
6 8 3 4 8 8 5 7 9 3 5 7 6 8 4 7 6 5 3 7 6 6 5 8
```

제5장 인지 활성화 프로그램

계산 문제 적합한 숫자나 기호(+, -, ×, ÷)를 □ 안에 넣으시오.

17 - 8 = □	20 + 2 = □	10 ÷ 2 = □
14 ÷ 2 = □	36 ÷ 6 = □	18 - 10 = □
4 + 6 = □	24 ÷ 8 = □	9 - 4 = □
9 × 6 = □	10 - 7 = □	17 + 6 = □
22 - 3 = □	7 + 4 = □	9 + 7 = □
8 × 4 = □	12 × 4 = □	8 - 2 = □
77 ÷ 7 = □	13 + 17 = □	9 × 7 = □
5 + 3 = □	4 - 2 = □	18 ÷ 9 = □
16 - 7 = □	11 + 8 = □	17 + 4 = □

13 - 7 = 9 - □	11 - □ = 16 - 8
□ + 20 = 30 - 4	12 - 7 = □ + 3
15 + 4 = 25 - □	10 + 11 = □ + 19
8 - □ = 11 - 8	□ + 14 = 11 + 8
12 + □ = 15 + 6	3 × 15 = 5 × □
22 - 7 = □ + 7	□ × 18 = 3 × 12
4 × 9 = 6 × □	3 × 5 = 7 + □

$7 \times 6 =$ ☐ $21 - 3 =$ ☐ $16 + 14 =$ ☐

$16 - 7 =$ ☐ $30 \div 3 =$ ☐ $17 - 12 =$ ☐

$45 \div 9 =$ ☐ $2 + 5 =$ ☐ $8 \times 3 =$ ☐

$4 \times 2 =$ ☐ $18 - 9 =$ ☐ $20 + 7 =$ ☐

$13 + 8 =$ ☐ $8 \times 2 =$ ☐ $18 \div 3 =$ ☐

$24 - 9 =$ ☐ $9 + 7 =$ ☐ $19 - 8 =$ ☐

$36 \div 6 =$ ☐ $11 + 7 =$ ☐ $5 \times 5 =$ ☐

$6 + 4 =$ ☐ $15 - 11 =$ ☐ $4 + 4 =$ ☐

$10 + 5 =$ ☐ $42 \div 6 =$ ☐ $24 \div 4 =$ ☐

$6 \times 3 =$ ☐ $\times 2$ $11 - 3 =$ ☐ $+ 5$

$20 +$ ☐ $= 25 - 2$ $14 +$ ☐ $= 20 - 4$

$11 - 8 =$ ☐ $- 4$ $28 + 2 = 18 +$ ☐

$10 -$ ☐ $= 12 - 8$ $6 \times 8 = 4 \times$ ☐

☐ $+ 5 = 30 - 5$ $7 +$ ☐ $= 6 + 15$

$12 - 11 = 8 -$ ☐   ☐ $+ 6 = 13 + 10$

$24 \div$ ☐ $= 2 \times 4$ $14 + 7 = 12 +$ ☐

5개 칸은 1부터 5까지, 7개 칸은 1부터 7까지 가로, 세로 중복되지 않게 순서에 상관없이 공란에 기입한다.

1번 (5×5)

	4			
				3
	5		4	
1		5	2	
		3		2

2번 (5×5)

4		5	3	
	5		1	
5				2
				3
	1			

3번 (5×5)

		2		3
	1			
5		1		
	5		1	4
4				

4번 (7×7)

	3				2	
						6
5		4	2		1	
	2			1		5
3			7			1
	1	5		7	2	
2	4		6			7
4			1	5		2

5번 (7×7)

		1	3	6		
2	7		5		6	4
		6		4		7
1	6		4	7		
		4			7	
6	4			5		1
	2	5			1	6

해답은 권말에 있습니다.

제시된 단어를 5분간 외운 다음 종이로 가리고 밑의 기록란에 순서와
관계없이 생각나는 대로 5분 이내에 적는다.

무청 독사 축구 아귀 빙어 어민 제비 난초 양묘장 두꺼비
제주도 물만두 간상배 장난감 남동풍 살충제 젓가락
찔레꽃 돌나물 공주시 임진강 난쟁이 옥수수 진드기
목이버섯 남도민요 방아깨비

기록란

계산
문제 적합한 숫자나 기호(+, -, ×, ÷)를 □ 안에 넣으시오.

$7 × 7 =$ □　　$18 - 7 =$ □　　$9 × 3 =$ □

$14 - 10 =$ □　　$33 ÷ 3 =$ □　　$18 - 12 =$ □

$2 + 8 =$ □　　$40 ÷ 8 =$ □　　$56 ÷ 7 =$ □

$64 ÷ 8 =$ □　　$6 × 4 =$ □　　$5 + 5 =$ □

$21 ÷ 3 =$ □　　$9 - 7 =$ □　　$4 × 6 =$ □

$20 + 4 =$ □　　$7 + 9 =$ □　　$6 + 9 =$ □

$9 - 2 =$ □　　$8 + 7 =$ □　　$18 - 9 =$ □

$3 × 5 =$ □　　$21 - 2 =$ □　　$24 ÷ 3 =$ □

$3 + 18 =$ □　　$10 + 5 =$ □　　$11 × 7 =$ □

$11 + 5 =$ □ $+ 12$　　□ $- 4 = 2 + 9$

$8 +$ □ $= 7 × 2$　　$18 - 10 =$ □ $- 2$

$4 + 7 = 20 -$ □　　$5 + 12 = 21 -$ □

$20 -$ □ $= 14 - 5$　　$4 × 7 =$ □ $× 2$

$24 - 12 = 9 +$ □　　$11 +$ □ $= 8 + 21$

$12 -$ □ $= 3 + 2$　　□ $+ 7 = 2 + 15$

$3 + 18 =$ □ $+ 14$　　$12 × 2 = 3 ×$ □

$11 + 4 = \square$ $5 + 7 = \square$ $9 \times 4 = \square$

$3 + 6 = \square$ $4 \times 4 = \square$ $15 \div 5 = \square$

$16 - 11 = \square$ $2 + 3 = \square$ $6 - 3 = \square$

$2 \times 7 = \square$ $16 \div 4 = \square$ $5 + 7 = \square$

$50 \div 5 = \square$ $19 - 4 = \square$ $4 \times 8 = \square$

$9 + 8 = \square$ $7 + 5 = \square$ $42 \div 7 = \square$

$36 \div 9 = \square$ $12 - 10 = \square$ $18 + 6 = \square$

$8 \times 5 = \square$ $35 \div 7 = \square$ $25 - 5 = \square$

$10 - 3 = \square$ $8 + 9 = \square$ $25 \times 2 = \square$

$14 + 10 = 30 - \square$ $\square \times 3 = 4 \times 9$

$\square + 15 = 7 + 14$ $9 + 20 = 37 - \square$

$18 - 6 = \square + 2$ $9 + 5 = \square + 6$

$\square + 14 = 8 + 11$ $15 - 4 = 21 - \square$

$3 \times \square = 7 \times 9$ $\square - 8 = 3 - 2$

$14 - \square = 3 + 6$ $26 - 4 = \square + 17$

$54 \div 6 = 2 + \square$ $12 + 7 = 24 - \square$

 추리 문제 5개 칸은 1부터 5까지, 7개 칸은 1부터 7까지 가로, 세로 중복되지 않게 순서에 상관없이 공란에 기입한다.

	1		2	
1		2		
			4	
	5			4
4			3	

2		4		1		3
	2		1		7	
6		1		5		7
	6			7		
3		5	7		6	4
	5			6		1
5	3		2		1	

5				2
2	5			
			3	
1	4			
			2	5

5	2			1		7
7					6	
	6		7	5		4
4		2			3	6
	5	2		4	7	
3			1	6		
6		7			5	1

	5			2
5		3	1	
	3			
4				
			3	1

해답은 권말에 있습니다.

암기 문제

제시된 단어를 5분간 외운 다음 종이로 가리고 밑의 기록란에 순서와 관계없이 생각나는 대로 5분 이내에 적는다.

배구 문갑 자두 도미 박대 금강 메기 조기 칠면조 불고기
미나리 공산당 산림청 베이징 라일락 세검정 특공대
구렁이 도루묵 경무관 혈액원 운송장 메뚜기 증류수
수양버들 야자나무 도토리묵

기록란

제5장 인지 활성화 프로그램

적합한 숫자나 기호(+, -, ×, ÷)를 □ 안에 넣으시오.

54 ÷ 6 = □   5 × 2 = □   28 ÷ 7 = □

18 − 4 = □   23 − 11 = □   24 − 15 = □

7 × 4 = □   4 + 2 = □   6 × 7 = □

3 × 8 = □   9 + 8 = □   80 ÷ 8 = □

6 + 9 = □   7 + 8 = □   23 − 7 = □

81 ÷ 9 = □   10 − 2 = □   20 + 5 = □

4 + 2 = □   8 × 6 = □   4 × 5 = □

19 − 10 = □   15 + 13 = □   18 − 11 = □

11 + 9 = □   56 ÷ 8 = □   22 × 2 = □

26 − 6 = 16 + □   □ − 4 = 10 − 9

20 − 14 = □ − 2   2 × 20 = □ × 10

17 + 7 = 35 − □   25 ÷ 5 = □ ÷ 2

10 + □ = 23 − 4   13 + □ = 22 − 5

6 ÷ 2 = 15 ÷ □   □ + 10 = 7 + 9

3 + 26 = □ + 20   4 × □ = 14 × 2

42 ÷ □ = 3 × 7   32 ÷ 4 = 18 − □

6 × 7 = ☐   18 ÷ 6 = ☐   9 − 5 = ☐

19 − 12 = ☐   12 + 2 = ☐   18 ÷ 2 = ☐

24 ÷ 4 = ☐   6 × 5 = ☐   6 + 6 = ☐

20 ÷ 5 = ☐   32 ÷ 4 = ☐   14 + 11 = ☐

5 + 8 = ☐   8 + 5 = ☐   49 ÷ 7 = ☐

17 − 6 = ☐   9 − 7 = ☐   9 × 8 = ☐

8 × 2 = ☐   2 × 8 = ☐   24 − 17 = ☐

9 + 6 = ☐   7 + 7 = ☐   20 + 6 = ☐

3 × 9 = ☐   3 + 5 = ☐   24 × 2 = ☐

☐ × 3 = 6 × 5   ☐ ÷ 6 = 12 ÷ 3

14 − ☐ = 10 + 2   4 + 23 = 31 − ☐

8 + 10 = ☐ + 15   36 ÷ ☐ = 18 ÷ 2

18 − ☐ = 19 − 10   ☐ + 5 = 6 + 4

☐ × 12 = 8 × 9   20 − 13 = ☐ − 4

2 + 7 = 19 − ☐   18 − 4 = ☐ + 10

3 × ☐ = 18 + 9   16 ÷ 2 = 3 + ☐

5개 칸은 1부터 5까지, 7개 칸은 1부터 7까지 가로, 세로 중복되지 않게 순서에 상관없이 공란에 기입한다.

그림 1 (5×5)

2				3
	2	4		
3				
1			4	
			3	5

그림 2 (5×5)

		4		5
			4	
1				3
	2		3	
2			1	

그림 3 (5×5)

	2			1
1		2		
		4		
5			4	
	5	3		

그림 4 (7×7)

3			1		6	
	3				2	5
2			7	3		1
	2	7	3		1	
7					3	6
	1	6		5		3
1	5		6		4	

그림 5 (7×7)

6			4	1		5
	4	2			5	
4		5	2		1	3
	5	3		4		1
	3			2	4	
5		6				
	6		1	5		2

해답은 권말에 있습니다.

제시된 단어를 5분간 외운 다음 종이로 가리고 밑의 기록란에 순서와 관계없이 생각나는 대로 5분 이내에 적는다.

안심 배추 농구 대추 멍게 전어 호미 울금 냉장고 실꾸리 호남선 도선사 살무사 사우디 잠자리 베토벤 두만강 목도장 토마토 지배인 과메기 붕장어 저금통 중계기 딱따구리 팽이버섯 등대지기

기록란

계산 문제

적합한 숫자나 기호(+, -, ×, ÷)를 □ 안에 넣으시오.

17 + 9 = □   6 × 6 = □   24 - 8 = □

14 - 6 = □   32 ÷ 8 = □   9 + 4 = □

12 ÷ 3 = □   8 + 4 = □   8 ÷ 2 = □

30 ÷ 6 = □   13 + 8 = □   7 × 8 = □

8 × 7 = □   7 × 5 = □   2 × 2 = □

22 - 9 = □   2 + 9 = □   54 ÷ 6 = □

9 × 2 = □   21 + 3 = □   16 + 9 = □

3 + 5 = □   13 - 8 = □   17 - 6 = □

7 × 6 = □   72 ÷ 9 = □   12 × 3 = □

8 × 4 = □ × 2   2 + 10 = 9 + □

□ + 13 = 11 + 8   4 × 9 = 6 × □

29 - 9 = □ + 17   □ ÷ 6 = 12 ÷ 2

6 - 2 = □ + 2   3 + 11 = 17 - □

□ ÷ 3 = 12 ÷ 4   13 + □ = 20 - 2

15 - □ = 12 - 4   27 - 4 = □ - 7

5 × 4 = 14 + □   13 + 8 = □ + 15

16 ÷ 8 = ☐   10 − 5 = ☐   20 − 10 = ☐

12 − 7 = ☐   40 ÷ 4 = ☐   9 ÷ 3 = ☐

13 × 3 = ☐   15 + 9 = ☐   7 − 4 = ☐

20 + 8 = ☐   4 + 6 = ☐   16 + 5 = ☐

36 ÷ 9 = ☐   7 × 5 = ☐   40 ÷ 5 = ☐

30 × 2 = ☐   72 ÷ 8 = ☐   5 + 5 = ☐

21 − 9 = ☐   21 + 3 = ☐   3 × 6 = ☐

8 − 2 = ☐   23 − 8 = ☐   11 − 8 = ☐

6 × 8 = ☐   8 + 7 = ☐   18 + 12 = ☐

10 ÷ ☐ = 14 ÷ 7   2 + 19 = ☐ + 12

8 + 16 = 21 + ☐   30 − ☐ = 2 + 21

19 − 4 = 8 + ☐   6 × ☐ = 2 × 24

☐ + 4 = 17 − 4   ☐ + 12 = 26 − 2

16 ÷ 2 = ☐ ÷ 5   19 − 6 = ☐ − 7

15 − 7 = 13 − ☐   4 × 6 = 3 × ☐

18 ÷ 3 = 14 − ☐   17 + ☐ = 12 + 11

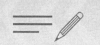

 추리 문제 5개 칸은 1부터 5까지, 7개 칸은 1부터 7까지 가로, 세로 중복되지 않게 순서에 상관없이 공란에 기입한다.

1

	4			5
4				2
	3		2	
				1
5		4		

2

3		5		
	3	2		1
	5		1	
4				
			5	

3

				4
3			4	
	2			3
			3	5
		1	3	

4

4		2		3	1	
	5		4		6	3
	1	3		4		
7				6		1
3	6	1				
	4			7	5	
6		4	1		3	7

5

	4	7		6	3	
	6		4	1		7
5		4	6			2
	3				2	
2	5					6
6		5			4	1
	7	3			6	1

해답은 권말에 있습니다.

암기문제

제시된 단어를 5분간 외운 다음 종이로 가리고 밑의 기록란에 순서와 관계없이 생각나는 대로 5분 이내에 적는다.

등심 상추 나비 탁구 매실 참돔 목탁 병원 각설탕 캥거루
이월금 낚싯대 한반도 한라봉 묘향산 돌고래 병아리
양쯔강 남원시 제분소 난봉가 공장장 올가미 주문진
거수경례 고무나무 남사당패

기록란

계산문제 적합한 숫자나 기호(+, -, ×, ÷)를 □ 안에 넣으시오.

$22 \times 4 =$ □ $2 + 9 =$ □ $11 - 9 =$ □

$11 + 9 =$ □ $30 \div 5 =$ □ $8 \times 8 =$ □

$60 \div 6 =$ □ $4 \times 6 =$ □ $18 + 2 =$ □

$13 - 9 =$ □ $9 - 5 =$ □ $6 \div 2 =$ □

$22 + 5 =$ □ $7 \times 3 =$ □ $17 + 8 =$ □

$4 \times 8 =$ □ $27 - 12 =$ □ $25 - 9 =$ □

$12 \div 4 =$ □ $6 + 2 =$ □ $54 \div 9 =$ □

$10 + 2 =$ □ $16 + 4 =$ □ $2 \times 3 =$ □

$28 - 9 =$ □ $8 \div 4 =$ □ $19 + 11 =$ □

□ $- 10 = 17 - 9$ $24 -$ □ $= 19 + 3$

$2 + 22 = 28 -$ □ $4 + 16 = 13 +$ □

$4 +$ □ $= 21 - 10$ $2 \times 10 =$ □ $\times 5$

$21 + 5 =$ □ $+ 3$ □ $- 2 = 10 - 5$

□ $\times 4 = 6 \times 6$ $16 - 2 =$ □ $+ 11$

$6 \div 3 =$ □ $\div 5$ $64 \div 8 = 48 \div$ □

$17 -$ □ $= 2 + 6$ $15 + 9 =$ □ $\times 12$

$13 + 8 = \square$ $18 - 7 = \square$ $28 - 9 = \square$

$9 \times 5 = \square$ $7 + 3 = \square$ $3 \times 2 = \square$

$12 \times 2 = \square$ $8 \times 9 = \square$ $28 \div 4 = \square$

$14 - 5 = \square$ $6 + 5 = \square$ $4 + 4 = \square$

$8 - 4 = \square$ $20 \div 4 = \square$ $20 \div 2 = \square$

$11 + 7 = \square$ $9 + 9 = \square$ $5 \times 6 = \square$

$3 + 8 = \square$ $25 - 9 = \square$ $24 + 7 = \square$

$6 \times 7 = \square$ $66 \div 6 = \square$ $17 - 8 = \square$

$80 \div 8 = \square$ $19 - 8 = \square$ $50 \times 2 = \square$

$16 \times 3 = \square \times 6$ $18 + \square = 22 - 2$

$40 \div 8 = 15 \div \square$ $12 - \square = 14 - 7$

$19 - 6 = 4 + \square$ $8 + 9 = \square + 12$

$6 + \square = 4 + 5$ $\square - 8 = 7 - 3$

$\square \div 6 = 8 \div 4$ $7 \times 6 = 3 \times \square$

$22 - 8 = \square + 4$ $8 + 14 = \square + 2$

$36 \div \square = 12 - 6$ $\square + 12 = 3 \times 8$

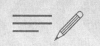

 추리 문제 5개 칸은 1부터 5까지, 7개 칸은 1부터 7까지 가로, 세로 중복되지 않게 순서에 상관없이 공란에 기입한다.

				2
5	2		1	
1		4		
			5	
		5		1

2				
		5		1
1				3
	3		4	
3		4		

5				3
	5			
1		5	2	
				2
	4		3	

7			6	1		2
2	7			3	6	
	2		3		1	6
1				2		3
		2	5		3	
3	1			4		5
	3			4	6	

3		2	7		1	5
	4			2		
5		4		6		7
	3		4		5	2
	5			3		
4		3		5	2	
	2		3		4	1

해답은 권말에 있습니다.

**암기
문제** 제시된 단어를 5분간 외운 다음 종이로 가리고 밑의 기록란에 순서와
관계없이 생각나는 대로 5분 이내에 적는다.

> 부추 골프 전어 안개 넙치 지게 모자 사향 여객선 도라지
> 바지락 조개젓 은수저 압록강 두루미 돈가스 사진관
> 도롱뇽 셀러리 골프채 얼룩말 참기름 외동딸 복숭아
> 백수건달 블루베리 나전칠기

기록란

계산 문제 적합한 숫자나 기호(+, -, ×, ÷)를 □ 안에 넣으시오.

12 ÷ 2 = □   5 × 9 = □   36 ÷ 4 = □

7 × 8 = □   14+14 = □   18 - 4 = □

23 - 5 = □   3 + 3 = □   7 × 5 = □

55 ÷ 5 = □   15 + 2 = □   10 + 9 = □

13 + 6 = □   63 ÷ 7 = □   5 - 2 = □

8 + 8 = □   18 - 8 = □   17 × 3 = □

27 - 9 = □   7 × 7 = □   22 - 6 = □

4 + 9 = □   90 ÷ 9 = □   36 ÷ 4 = □

5 × 3 = □   2 + 5 = □   27+13 = □

30 ÷ 6 = 10 ÷ □   4 × 6 = 3 × □

18 - 3 = 21 - □   12 + 7 = □ + 16

10 - 4 = □ - 2   6 × 9 = □ × 18

□ + 5 = 3 + 4   18 - □ = 9 - 3

21 - □ = 4 + 14   49 ÷ 7 = □ ÷ 2

14 - □ = 3 + 4   19 - □ = 5 + 8

16 × 2 = □ × 8   24 ÷ 3 = 12 - □

$5 \times 7 =$ ☐ $10 \div 2 =$ ☐ $6 \times 9 =$ ☐

$33 \div 3 =$ ☐ $7 \times 4 =$ ☐ $16 \div 2 =$ ☐

$21 - 7 =$ ☐ $12 + 3 =$ ☐ $10 + 7 =$ ☐

$9 \times 3 =$ ☐ $54 \div 6 =$ ☐ $3 \times 4 =$ ☐

$40 \div 8 =$ ☐ $2 \times 6 =$ ☐ $16 + 8 =$ ☐

$8 + 6 =$ ☐ $10 + 10 =$ ☐ $14 \div 2 =$ ☐

$13 - 9 =$ ☐ $56 \div 8 =$ ☐ $28 - 8 =$ ☐

$14 + 8 =$ ☐ $24 - 9 =$ ☐ $54 \div 9 =$ ☐

$6 \times 6 =$ ☐ $16 + 7 =$ ☐ $13 \times 3 =$ ☐

$18 + 7 =$ ☐ $+ 6$ $7 + 3 =$ ☐ $+ 8$

$9 - 5 = 10 -$ ☐ $10 -$ ☐ $= 12 - 9$

$4 + 18 = 25 -$ ☐ $30 \div 5 =$ ☐ $\div 2$

☐ $\times 7 = 4 \times 14$ ☐ $+ 21 = 29 - 5$

$16 \div 4 =$ ☐ $\div 5$ $6 \times 7 =$ ☐ $\times 21$

$20 -$ ☐ $= 14 + 3$ $27 - 6 =$ ☐ $+ 13$

$4 \times 12 =$ ☐ $\times 8$ $42 \div$ ☐ $= 13 - 7$

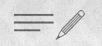

 5개 칸은 1부터 5까지, 7개 칸은 1부터 7까지 가로, 세로 중복되지 않게 순서에 상관없이 공란에 기입한다.

	1	4		
			4	2
	5			
			3	1
1				3

	2			3
2		3	4	
				4
1				
	1		5	

		1		2
			2	5
5				
	4		3	
4				3

5	1			6	3	
3		2			1	5
	2			7		
		7	5		6	3
4		3		5		
7	3		4		5	2
		1		3		4

2		5		3		4
4	2		3		1	
		2		7		1
1		4			5	
	3		4	6		7
3		6			7	
	5	3		1		2

해답은 권말에 있습니다.

제시된 단어를 5분간 외운 다음 종이로 가리고 밑의 기록란에 순서와
관계없이 생각나는 대로 5분 이내에 적는다.

> 깻잎 김치 정구 살구 수박 고동 참깨 녹용 압록강 촬영소
> 들기름 피조개 시금치 건축가 둥굴레 꽃사슴 상수도
> 광나루 키조개 건재상 초인종 화천댐 대동강 측우기
> 해바라기 떡갈나무 코스모스

기록란

		.

제5장 인지 활성화 프로그램

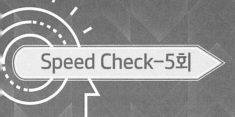

기능 검사

☑ **숫자 읽기**

아래 숫자를 숫자(예 4-사, 9-구, 3-삼, 6-육과 같이)로 끝까지 소리 내어 읽고 걸린 시간을 기록한다. [분 초]

```
6 4 4 3 7 8 4 5 3 9 6 8 7 3 8 9 8 4 3 8 8
3 9 5 8 4 4 8 9 6 4 8 3 6 4 5 8 6 5 9 7 4
7 9 6 5 9 5 4 7 9 3 4 8 6 9 6 9 8 6 4 8 4
3 7 8 9 7 8 3 7 5 4 8 6 7 5 4 8 6 3 7 6 8
9 5 7 5 8 9 6 4 9 8 4 6 3 5 9 8 7 4 6 8 3
5 7 9 6 5 7 4 9 6 8 4 8 4 9 3 8 8 3 9 8 7
6 9 4 5 7 4 8 5 9 3 5 9 4 5 6 3 5 7 3 6 3
8 5 3 8 3 6 4 5 4 8 6 7 9 6 8 3 4 8 8 5 7
9 3 5 7 6 8 4 7 6 5 3 7 6 6 5 9 4 8 9 4 5
8 3 9 5 8 7 4 8 9 4 6 8 6 5 9 7 8 3 4 8 9
8 6 9 5 4 4 8 6 3 9 6 9 3 5 6 7 4 6 8 3 5
6 9 8 6 4 7 9 6 5 7 6 8 3 7 9 7 9 4 5 3 8
9 5 6 3 9 6 3 7 5 3 5 8 7 4 8 7 3 8 7 5 4
3 9 6 7 7 6 5 3 7 8 7 9 4 3 9 8 6 7 4 8 6
```

☑ **색채 읽기**

위 숫자를 숫자로 읽지 않고 색채(예 5-빨강, 6-파랑, 4-노랑, 7-빨강, 8-검정, 6-초록, 4-보라와 같이)로 소리 내어 읽는다. [분 초]

☑ 숫자 계산

숫자를 더해서 십 자리는 제하고 한 자릿수만 적는다. 예를 들어 9와 6을 더하면 15이지만 10은 제하고 5만, 6과 8을 더하면 14이지만 4만, 8과 3은 1을, 3과 7은 0을 숫자와 숫자 사이에 적는다(8페이지 참조). 끝까지 한 다음 걸린 시간을 기록한다.　　　　　　　　　　　　　[　　분　　초]

```
3 4 7 9 3 4 6 7 4 6 3 8 7 4 6 3 5 8 6 3 7 5 9 8
6 5 7 9 5 6 4 9 8 7 6 5 9 6 8 3 7 8 9 4 6 9 3 4
3 7 5 8 6 5 4 9 6 3 7 5 6 9 7 6 4 8 6 7 5 7 9 8
3 8 6 5 3 7 7 8 3 7 5 6 5 9 3 6 5 7 8 5 3 8 4 9
7 5 4 9 3 7 8 8 4 7 4 5 3 8 5 7 9 5 4 6 8 8 5 9
6 3 9 5 7 3 5 8 9 4 8 3 7 8 6 9 6 9 8 6 9 5 8 4
9 5 7 8 4 5 8 6 9 3 5 6 4 7 4 4 6 5 4 5 8 3 7 8
9 5 6 5 6 4 7 8 5 4 8 6 4 5 3 8 7 8 3 8 5 8 9 7
6 3 4 8 9 7 6 8 5 7 8 9 8 3 7 8 7 6 5 9 6 4 6 9
7 6 9 7 5 3 8 5 7 6 4 8 6 7 9 5 4 6 8 9 3 5 8 3
4 9 6 5 9 7 6 5 3 9 7 6 3 8 7 6 8 7 5 3 4 7 8 9
4 7 9 4 5 7 6 8 7 9 3 7 9 3 4 4 9 6 3 8 7 8 6 7
5 4 7 8 4 5 8 7 6 3 3 8 5 4 8 5 9 6 7 4 8 9 4 7
5 8 6 7 9 4 3 9 8 6 7 4 8 6 7 9 4 8 7 8 6 7 5 3
8 7 6 3 8 7 6 3 8 7 5 4 8 5 9 3 5 9 4 5 6 3 5 7
3 6 3 8 5 3 8 3 6 4 5 4 8 6 7 9 6 8 3 4 8 8 5 7
9 3 5 7 6 8 4 7 6 5 3 7 6 6 5 9 4 8 9 4 5 8 3 9
5 8 7 4 8 9 4 6 8 6 5 9 7 8 3 4 8 9 6 4 4 3 7 5
```

계산문제 적합한 숫자나 기호(+, -, ×, ÷)를 □ 안에 넣으시오.

63 ÷ 7 = □   27 - 13 = □   13 + 2 = □

11 - 3 = □   32 ÷ 4 = □   25 - 7 = □

4 × 6 = □   8 + 2 = □   8 × 4 = □

17 + 8 = □   8 × 9 = □   42 ÷ 2 = □

48 ÷ 8 = □   26 + 13 = □   7 + 6 = □

18 + 9 = □   15 - 7 = □   16 - 9 = □

6 - 4 = □   10 + 4 = □   35 ÷ 5 = □

7 × 9 = □   54 ÷ 6 = □   11 × 3 = □

5 + 7 = □   22 - 8 = □   15 + 20 = □

20 + 4 = □ + 22   □ - 5 = 16 - 11

15 + 2 = □ - 2   8 × 6 = □ × 16

□ - 2 = 5 + 4   4 × □ = 8 × 2

14 - □ = 18 - 6   28 - 7 = 25 - □

20 ÷ 4 = 35 ÷ □   12 + □ = 35 - 6

□ ÷ 2 = 63 ÷ 7   □ + 11 = 6 + 9

9 + 9 = 23 - □   4 × 6 = 17 + □

$13 - 4 = \boxed{}$ $6 \times 9 = \boxed{}$ $24 + 17 = \boxed{}$

$45 \div 5 = \boxed{}$ $28 \div 7 = \boxed{}$ $20 \div 5 = \boxed{}$

$6 \times 13 = \boxed{}$ $21 - 4 = \boxed{}$ $5 \times 3 = \boxed{}$

$40 \times 2 = \boxed{}$ $15 + 18 = \boxed{}$ $12 - 3 = \boxed{}$

$14 \times 2 = \boxed{}$ $12 \times 5 = \boxed{}$ $36 \div 9 = \boxed{}$

$18 \div 3 = \boxed{}$ $12 + 18 = \boxed{}$ $26 - 17 = \boxed{}$

$17 + 14 = \boxed{}$ $64 \div 8 = \boxed{}$ $9 + 8 = \boxed{}$

$3 \times 7 = \boxed{}$ $7 + 9 = \boxed{}$ $6 \times 8 = \boxed{}$

$25 - 8 = \boxed{}$ $13 + 8 = \boxed{}$ $10 + 6 = \boxed{}$

$6 + \boxed{} = 29 - 8$ $21 + 23 = 57 - \boxed{}$

$17 - 2 = \boxed{} + 12$ $9 \times 3 = \boxed{} + 9$

$10 \times 4 = \boxed{} \times 2$ $\boxed{} + 11 = 5 + 16$

$\boxed{} - 6 = 16 + 7$ $45 \div \boxed{} = 72 \div 8$

$19 - 2 = 20 - \boxed{}$ $\boxed{} - 4 = 27 - 8$

$21 \div \boxed{} = 14 \div 2$ $5 + 17 = \boxed{} + 15$

$5 \times 8 = 27 + \boxed{}$ $30 \div \boxed{} = 12 - 7$

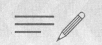

 5개 칸은 1부터 5까지, 7개 칸은 1부터 7까지 가로, 세로 중복되지 않게 순서에 상관없이 공란에 기입한다.

	4			5
	1		5	
1				4
	2			
3		2		

3		4		
	4			3
		5		
2			1	
		1		2

	5			4
5				2
	1		2	
				3
4		5		

4	1			5		3
		1	4			5
	5	3		2	4	
3	7		1			2
5		7	3		1	
	6					1
7		2		1		6

	4	7		5	1	
2	7		5	1		6
		6			7	
3		4	6			7
1					3	
	2		7		6	1
	5	1		6		4

해답은 권말에 있습니다.

제시된 단어를 5분간 외운 다음 종이로 가리고 밑의 기록란에 순서와
관계없이 생각나는 대로 5분 이내에 적는다.

쑥갓 팽이 형수 가면 앵두 가재 장구 홍차 양수기 풋고추
내소사 거북이 이집트 결명자 테니스 무도회 동물원
삼각형 고구마 보리쌀 공탁금 간이역 북한강 올챙이
배추김치 아카시아 카네이션

기록란

계산문제 적합한 숫자나 기호(+, -, ×, ÷)를 □ 안에 넣으시오.

$28 ÷ 4 = \square$ $29 - 13 = \square$ $12 ÷ 6 = \square$

$24 - 17 = \square$ $45 ÷ 5 = \square$ $27 - 15 = \square$

$12 + 19 = \square$ $10 + 8 = \square$ $5 × 9 = \square$

$13 × 3 = \square$ $35 ÷ 7 = \square$ $44 ÷ 4 = \square$

$16 + 20 = \square$ $6 × 5 = \square$ $18 × 3 = \square$

$8 × 9 = \square$ $24 + 19 = \square$ $21 - 10 = \square$

$21 - 8 = \square$ $24 - 7 = \square$ $19 + 23 = \square$

$49 ÷ 7 = \square$ $27 + 12 = \square$ $63 ÷ 7 = \square$

$15 + 19 = \square$ $15 - 6 = \square$ $11 × 2 = \square$

$19 + 13 = 56 - \square$ $18 ÷ 3 = \square × 2$

$18 + 17 = \square + 10$ $10 + \square = 26 - 3$

$25 + \square = 20 + 8$ $28 - 9 = 25 - \square$

$\square - 6 = 10 - 7$ $\square + 15 = 28 - 4$

$2 × \square = 7 × 8$ $30 - 6 = \square + 20$

$4 × 2 = \square ÷ 5$ $30 ÷ 3 = \square ÷ 7$

$21 - \square = 2 × 7$ $4 × 8 = 23 + \square$

$7 \times 5 = \square$ $40 \div 4 = \square$ $20 - 9 = \square$

$18 \div 9 = \square$ $25 + 14 = \square$ $18 + 23 = \square$

$21 + 13 = \square$ $12 \times 7 = \square$ $6 \times 6 = \square$

$29 - 16 = \square$ $10 - 6 = \square$ $12 + 8 = \square$

$16 + 8 = \square$ $15 - 4 = \square$ $5 \times 12 = \square$

$24 - 15 = \square$ $19 + 12 = \square$ $42 \div 6 = \square$

$16 \div 2 = \square$ $18 \div 6 = \square$ $14 \times 3 = \square$

$12 \times 4 = \square$ $11 \times 8 = \square$ $39 \div 3 = \square$

$24 + 19 = \square$ $37 - 14 = \square$ $13 + 12 = \square$

$12 \div 3 = 2 \times \square$ $\square \div 8 = 6 \div 2$

$12 + \square = 23 + 15$ $15 + \square = 9 + 9$

$\square - 5 = 20 - 17$ $10 - \square = 19 - 13$

$21 + \square = 35 - 5$ $5 \times 3 = 30 \div \square$

$\square \times 16 = 32 \times 2$ $\square - 10 = 14 + 6$

$28 - 6 = 13 + \square$ $29 - \square = 7 + 17$

$48 \div \square = 2 + 6$ $6 \times \square = 2 \times 18$

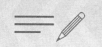

5개 칸은 1부터 5까지, 7개 칸은 1부터 7까지 가로, 세로 중복되지 않게 순서에 상관없이 공란에 기입한다.

문제 1

	2			
		3		4
5	3			
		1	4	
1			5	

문제 2

			2	
5				
1				2
	2		3	
	5	4		3

문제 3

1			5	
			3	
2		3		
	3		4	
		4		5

문제 4

1		5	7		4	
				6		3
	5	7			4	6
6			3		2	
4	6		3	5		2
	2				1	3
2		6	1			7

문제 5

7		4		1	3	
	7		4		1	3
	5	7		4		
1		5		2		6
4	6					
	4			3	5	
6		3	5		2	4

해답은 권말에 있습니다.

제시된 단어를 5분간 외운 다음 종이로 가리고 밑의 기록란에 순서와 관계없이 생각나는 대로 5분 이내에 적는다.

> 무용 된장 씨름 포도 장어 가지 가위 벼루 갓김치 양배추
> 공병단 에디슨 도마뱀 쌍안경 바람꽃 용문산 도둑놈
> 참나물 사인암 벙어리 주꾸미 꾀꼬리 남한강 현미경
> 덧저고리 대추나무 귀뚜라미

기록란

계산문제 적합한 숫자나 기호(+, -, ×, ÷)를 □ 안에 넣으시오.

5 + 4 = □   10 - 8 = □   14 × 4 = □

17 × 2 = □   30 ÷ 3 = □   27 ÷ 3 = □

19 - 4 = □   27 × 2 = □   25 - 6 = □

35 ÷ 5 = □   21 + 17 = □   8 + 4 = □

3 × 14 = □   22 - 7 = □   5 × 7 = □

17 + 11 = □   6 + 2 = □   48 ÷ 6 = □

16 + 6 = □   10 + 8 = □   17 - 3 = □

14 ÷ 7 = □   25 - 13 = □   24 + 13 = □

26 - 17 = □   21 ÷ 7 = □   44 × 2 = □

□ + 7 = 15 + 14   36 ÷ 2 = □ × 2

12 ÷ □ = 18 ÷ 3   6 × 2 = 24 ÷ □

13 + 7 = 24 - □   □ + 11 = 8 + 8

30 - 13 = □ + 8   8 + □ = 27 - 12

9 × □ = 2 × 27   24 + 13 = 48 - □

□ - 4 = 25 - 12   11 - □ = 18 - 14

18 + 14 = □ + 25   48 ÷ □ = 12 - 6

$42 \div 7 = \square$ 　 $12 \times 6 = \square$ 　 $26 + 12 = \square$

$17 \times 4 = \square$ 　 $24 + 19 = \square$ 　 $20 \div 2 = \square$

$17 - 7 = \square$ 　 $30 \div 5 = \square$ 　 $9 \times 4 = \square$

$13 \times 5 = \square$ 　 $13 - 3 = \square$ 　 $36 \div 6 = \square$

$28 \div 4 = \square$ 　 $29 - 17 = \square$ 　 $25 - 14 = \square$

$29 - 14 = \square$ 　 $6 + 8 = \square$ 　 $8 \times 7 = \square$

$9 \times 6 = \square$ 　 $9 \div 3 = \square$ 　 $7 + 7 = \square$

$18 + 8 = \square$ 　 $20 \times 4 = \square$ 　 $16 - 5 = \square$

$17 + 14 = \square$ 　 $26 + 15 = \square$ 　 $17 + 17 = \square$

$30 - 6 = 26 - \square$ 　 $\square - 4 = 14 - 5$

$\square + 12 = 8 + 7$ 　 $40 \div 4 = \square \times 2$

$21 + \square = 4 + 25$ 　 $15 \div \square = 18 \div 6$

$18 - \square = 24 - 13$ 　 $26 - 4 = \square + 13$

$\square \div 5 = 2 \times 3$ 　 $9 \times \square = 3 \times 24$

$18 - 2 = \square + 14$ 　 $16 - 8 = 4 + \square$

$3 \times \square = 12 + 9$ 　 $40 \div \square = 2 \times 4$

193

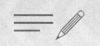

 추리 문제 5개 칸은 1부터 5까지, 7개 칸은 1부터 7까지 가로, 세로 중복되지 않게 순서에 상관없이 공란에 기입한다.

	2		1	
2		1		
			5	
	3			4
3			4	

3				2
1	3			
			5	
2	4			
		3	1	

	4		5	
			2	5
1				
	2	4		1
3				

5	2			6	3	
		6		1		2
3	7				1	5
	3			4		
1			4	2		3
4		3	7		2	
	6	1			3	7

3		2	4		5	
	3	6		4		
5	1		6		7	3
1		7		5		6
				3		
	5	1			4	7
4			5		6	2

해답은 권말에 있습니다.

제시된 단어를 5분간 외운 다음 종이로 가리고 밑의 기록란에 순서와 관계없이 생각나는 대로 5분 이내에 적는다.

> 오이 두릅 돼지 간장 장미 딸기 은행 멸치 현악기 유인원
> 나일강 낙하산 총영사 놋그릇 풍뎅이 광복군 뒷마루
> 세면대 취수댐 미장원 감독관 코코넛 확대경 세탁소
> 오동나무 콜롬비아 열무김치

기록란

계산문제 적합한 숫자나 기호(+, -, ×, ÷)를 □ 안에 넣으시오.

14+15 = □	32-17 = □	5 6 ÷ 7 = □
11 × 5 = □	13 × 5 = □	2 3 - 9 = □
70 ÷ 7 = □	13 + 7 = □	8 × 2 = □
18 - 6 = □	27-16 = □	32+13 = □
8 × 6 = □	21 + 4 = □	19 + 7 = □
19+14 = □	28+13 = □	4 2 ÷ 3 = □
21 ÷ 3 = □	19-10 = □	2 6 - 7 = □
29-17 = □	17 × 4 = □	24+18 = □
14 × 3 = □	48 ÷ 8 = □	3 3 × 3 = □

14 + 7 = □ + 2

29 - 4 = 14 + □

23 - □ = 10 + 11

23 + 3 = 28 - □

□ × 2 = 3 × 10

□ ÷ 7 = 8 ÷ 2

4 × 6 = 17 + □

17 - 8 = 15 - □

8 - 4 = □ - 10

4 × 4 = □ ÷ 2

28 ÷ □ = 2 × 2

14 + 2 = □ + 12

□ + 4 = 26 + 13

5 × □ = 24 + 11

$80 \div 8 = \square$　　$21 - 7 = \square$　　$7 \times 8 = \square$

$4 \times 13 = \square$　　$40 \div 5 = \square$　　$36 \div 6 = \square$

$26 - 7 = \square$　　$24 + 8 = \square$　　$15 + 6 = \square$

$9 + 4 = \square$　　$25 + 14 = \square$　　$12 - 9 = \square$

$28 \div 4 = \square$　　$8 - 6 = \square$　　$72 \div 9 = \square$

$27 + 15 = \square$　　$12 \times 4 = \square$　　$25 - 12 = \square$

$9 \times 5 = \square$　　$17 - 9 = \square$　　$11 \times 4 = \square$

$11 - 5 = \square$　　$2 \times 19 = \square$　　$22 + 13 = \square$

$20 + 7 = \square$　　$66 \div 2 = \square$　　$3 \times 8 = \square$

$10 + \square = 9 + 4$　　$18 + \square = 26 - 3$

$\square + 11 = 28 - 6$　　$\square \div 7 = 6 \div 2$

$19 - 4 = \square + 10$　　$\square \times 2 = 4 \times 7$

$16 \div 2 = 2 \times \square$　　$9 + 7 = 10 + \square$

$14 - 6 = \square - 2$　　$\square - 5 = 19 - 2$

$7 \times \square = 63 \div 3$　　$16 + 7 = 13 + \square$

$26 - 13 = 19 - \square$　　$4 \times \square = 2 \times 6$

제5장 인지 활성화 프로그램

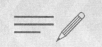

 추리 문제 5개 칸은 1부터 5까지, 7개 칸은 1부터 7까지 가로, 세로 중복되지 않게 순서에 상관없이 공란에 기입한다.

3		5		
	4			2
				5
		4	1	
5				1

6		5	1		7	
	6	1		7		5
					1	3
5	2		7		6	
3		2		1		
		7			2	4
4	1		6	2		7

	2			3
	5		4	
			2	4
		1		
1		2		

	4	1			7	5
	2			1		3
5		4	2		3	
	5		7			
6		5		7		2
	3		5		6	4
4	6		1		2	

		1	5	
	1			
		5		2
		2		4
5			3	

해답은 권말에 있습니다.

제시된 단어를 5분간 외운 다음 종이로 가리고 밑의 기록란에 순서와 관계없이 생각나는 대로 5분 이내에 적는다.

연근 멸치 염소 기와 망고 석류 폭죽 거울 약장수 갈비탕
창경궁 대나무 선인장 다락방 마늘종 뜸부기 깨소금
골뱅이 작두콩 방앗간 감시대 폭격기 백일홍 다슬기
지푸라기 김포평야 방탄유리

기록란

계산문제 적합한 숫자나 기호(+, -, ×, ÷)를 □ 안에 넣으시오.

$12 + 5 = \square$ $24 ÷ 4 = \square$ $9 × 9 = \square$

$13 × 2 = \square$ $11 × 5 = \square$ $33 ÷ 3 = \square$

$35 ÷ 5 = \square$ $26 - 15 = \square$ $4 × 14 = \square$

$14 + 18 = \square$ $19 + 6 = \square$ $24 - 8 = \square$

$9 + 5 = \square$ $54 ÷ 6 = \square$ $14 × 3 = \square$

$3 × 22 = \square$ $27 + 8 = \square$ $12 ÷ 2 = \square$

$26 + 14 = \square$ $10 - 4 = \square$ $17 + 2 = \square$

$54 ÷ 9 = \square$ $7 × 8 = \square$ $15 + 11 = \square$

$14 × 4 = \square$ $14 + 17 = \square$ $36 ÷ 4 = \square$

$21 - 5 = 32 - \square$ $9 + 8 = \square + 11$

$16 + \square = 19 + 7$ $80 ÷ 4 = 5 × \square$

$\square × 8 = 2 × 28$ $\square + 21 = 5 + 19$

$4 + 15 = \square + 6$ $27 - \square = 23 + 2$

$12 ÷ 2 = 24 ÷ \square$ $45 ÷ 5 = \square × 3$

$8 + 8 = \square - 2$ $3 + \square = 17 - 2$

$28 ÷ \square = 13 - 9$ $18 - 4 = 7 + \square$

19+13= ☐   81÷9 = ☐   14-8 = ☐

19+20= ☐   31-12= ☐   7 × 3 = ☐

28÷2 = ☐   9 + 7 = ☐   63÷9 = ☐

26÷2 = ☐   15+5 = ☐   21+12= ☐

14+17= ☐   4 × 6 = ☐   16×2 = ☐

3×16 = ☐   22÷2 = ☐   23-6 = ☐

24-13= ☐   19-8 = ☐   10÷5 = ☐

30÷6 = ☐   8 × 5 = ☐   28-15= ☐

26+7 = ☐   22+7 = ☐   11+19= ☐

17+ ☐ = 23-3   ☐ + 6 = 13-3

☐ × 8 = 4 × 16   4 × ☐ = 60÷5

15-6 = 17- ☐   18-11=14- ☐

18- ☐ = 15-7   13+8 = 10+ ☐

10+8 = ☐ + 9   24+ ☐ = 21+8

☐ ÷ 5 = 20÷2   48÷8 = ☐ × 2

3 × 9 = 19 + ☐   ☐ +14 = 28-2

제5장 인지 활성화 프로그램

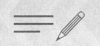

5개 칸은 1부터 5까지, 7개 칸은 1부터 7까지 가로, 세로 중복되지 않게 순서에 상관없이 공란에 기입한다.

문제 1

1	3		2	
		3		
				5
5		4		
	5			1

문제 2

	5			
				4
	1		5	
2		1	3	
		4		3

문제 3

		3	1	
4	2			
1				
		4		5
5				2

문제 4

		1		5	7	
	3			2		6
6		3	5		2	
2	4			3		7
7		4		1		
	7		4		1	3
3		7		4		1

문제 5

1	4		6		7	5
		4		5		
6		7				
	7		2	6		1
	5	3		4		6
5		6	3		4	
7			5	2		4

해답은 권말에 있습니다.

제시된 단어를 5분간 외운 다음 종이로 가리고 밑의 기록란에 순서와 관계없이 생각나는 대로 5분 이내에 적는다.

> 죽순 산양 대북 두릅 소라 옥돔 난로 목사 금잔화 제철소
> 낙화암 설렁탕 콩나물 손가락 멧돼지 무화과 별똥별
> 이웃집 주유소 독수리 트럼펫 다시마 도롱뇽 홀아비
> 편백나무 남산타워 김해평야

기록란

제5장 인지 활성화 프로그램

계산문제 적합한 숫자나 기호(+, -, ×, ÷)를 □ 안에 넣으시오.

8 × 8 = □	4 6 ÷ 2 = □	2 7 - 1 3 = □
1 7 + 3 = □	2 7 - 1 2 = □	1 9 + 1 2 = □
1 9 - 1 4 = □	2 4 ÷ 8 = □	3 3 × 2 = □
8 + 8 = □	2 3 + 8 = □	1 2 × 6 = □
3 × 1 8 = □	7 7 ÷ 7 = □	1 4 + 4 = □
1 4 + 1 8 = □	5 × 6 = □	1 8 ÷ 2 = □
2 2 - 5 = □	1 5 + 1 2 = □	4 5 ÷ 9 = □
2 5 ÷ 5 = □	1 8 - 7 = □	1 7 - 5 = □
1 4 - 7 = □	2 3 + 1 4 = □	1 1 × 6 = □

□ ÷ 2 = 3 2 ÷ 8   9 + 3 = 8 + □

6 0 ÷ 4 = 3 × □   1 8 + 9 = □ - 7

7 + □ = 1 3 + 1 6   1 7 - □ = 8 + 5

9 + 1 5 = 3 0 - □   8 - 5 = 9 - □

7 × 2 = □ ÷ 2   □ × 1 8 = 8 × 9

2 0 - 4 = □ + 6   2 4 - 7 = □ - 6

1 6 ÷ □ = 1 7 - 9   4 × □ = 1 4 × 2

15 + 9 = ☐   60 ÷ 6 = ☐   2 2 - 4 = ☐

7 × 6 = ☐   13 + 19 = ☐   7 × 8 = ☐

16 ÷ 8 = ☐   2 7 - 8 = ☐   2 4 ÷ 6 = ☐

2 4 - 5 = ☐   17 × 3 = ☐   16 + 2 = ☐

27 ÷ 3 = ☐   27 - 12 = ☐   72 ÷ 8 = ☐

18 + 8 = ☐   36 - 24 = ☐   11 - 7 = ☐

3 × 14 = ☐   24 + 17 = ☐   9 × 7 = ☐

12 + 7 = ☐   16 - 8 = ☐   2 4 + 9 = ☐

28 - 16 = ☐   5 × 6 = ☐   12 × 5 = ☐

8 4 ÷ 4 = 3 × ☐   18 - 3 = 9 + ☐

14 + 11 = ☐ - 4   21 - ☐ = 17 - 4

2 4 - ☐ = 9 + 7   27 - ☐ = 19 - 3

15 + 5 = 18 + ☐   ☐ ÷ 2 = 2 4 ÷ 3

5 × ☐ = 5 0 ÷ 2   ☐ × 9 = 3 × 27

☐ + 2 1 = 9 + 15   18 - 2 = ☐ + 10

18 + 14 = 12 + ☐   5 6 ÷ ☐ = 2 + 6

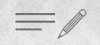

 5개 칸은 1부터 5까지, 7개 칸은 1부터 7까지 가로, 세로 중복되지 않게 순서에 상관없이 공란에 기입한다.

그리드 1 (5×5)

		5		4
1	4			
		2		
	5		1	3
4				

그리드 2 (5×5)

		1		2
	1		2	
1				3
4		5		
				4

그리드 3 (5×5)

	5		4	
		3		4
		5		
	1			3
1		4		

그리드 4 (7×7)

7		5		1		6
5	7		1		2	
	4			3		1
4			7			3
	1			7		
1		6	4		5	7
	5	1		4	7	

그리드 5 (7×7)

3		1	6			4
	3	6		7		
6			2	5		7
4		2				5
	4	7		1	6	
	2		3	6		1
5		3			2	

해답은 권말에 있습니다.

암기문제 제시된 단어를 5분간 외운 다음 종이로 가리고 밑의 기록란에 순서와 관계없이 생각나는 대로 5분 이내에 적는다.

곰탕 대파 동태 붕어 소철 찻집 인형 호박 불로초 지우게
양조장 주례사 선인장 사모곡 나룻배 바나나 울릉군
경로당 베트남 미더덕 호랑이 조각배 닭갈비 장신구
나폴레옹 계수나무 호남평야

기록란

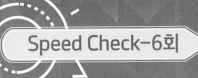
기능 검사

☑ 숫자 읽기

아래 숫자를 숫자(예 4-사, 9-구, 3-삼, 6-육과 같이)로 끝까지 소리 내어 읽고 걸린 시간을 기록한다.　　　　　　　　　　　　　[　　분　　초]

```
3 5 8 3 4 9 6 5 9 7 6 5 3 9 7 6 3 8 7 6 8
7 5 3 4 7 8 9 4 7 9 4 5 7 6 8 7 9 3 7 9 3
4 9 6 3 8 7 8 6 7 5 4 7 8 4 5 8 7 6 3 3
8 5 4 8 5 9 6 7 4 8 9 4 7 5 8 6 7 9 4 3 9
8 6 7 4 8 6 7 9 4 8 7 8 6 7 5 3 8 7 6 3 8
7 6 3 8 7 5 4 8 5 9 3 5 9 4 5 6 3 5 7 3 6
3 8 5 3 8 3 6 4 5 4 8 6 7 9 6 8 3 4 8 8 5
3 6 4 9 5 7 9 4 8 3 7 8 6 9 6 9 8 6 9 5 8
4 7 6 9 7 5 3 8 5 7 6 4 8 6 7 9 5 4 6 8 9
7 9 3 5 7 6 8 4 7 6 5 3 7 6 6 5 9 4 8 9 4
5 8 3 9 5 8 7 4 8 9 4 6 8 6 5 9 7 8 3 4 8
9 6 4 4 3 7 8 4 5 3 9 6 8 7 3 8 9 8 4 3 8
8 3 9 5 8 4 4 8 9 6 4 8 4 3 6 4 5 8 6 5 9 7
4 7 9 6 5 9 5 4 7 9 3 4 3 4 8 8 5 7 9 3 5
```

☑ 색채 읽기

위 숫자를 숫자로 읽지 않고 색채(예 5-빨강, 6-파랑, 4-노랑, 7-빨강, 8-검정, 6-초록, 4-보라와 같이)로 소리 내어 읽는다.　　　　　　[　　분　　초]

☑ 숫자 계산

숫자를 더해서 십 자리는 제하고 한 자릿수만 적는다. 예를 들어 9와 6을 더하면 15이지만 10은 제하고 5만, 6과 8을 더하면 14이지만 4만, 8과 3은 1을, 3과 7은 0을 숫자와 숫자 사이에 적는다(8페이지 참조). 끝까지 한 다음 걸린 시간을 기록한다.

[　　분　　초]

```
6 3 8 7 8 6 7 5 4 7 8 4 5 8 7 6 3 3 8 5 4 8 5
9 6 7 4 8 9 4 7 5 8 6 7 9 4 3 9 8 6 7 4 8 6 7
9 4 8 7 8 6 7 5 3 8 7 6 3 8 7 6 3 8 7 5 4 8 5
9 3 5 9 4 5 6 3 5 7 3 6 3 8 5 3 8 3 6 4 5 4 8
6 7 9 6 8 3 4 8 8 5 7 9 3 5 7 6 8 4 7 6 5 3 7
6 6 5 9 4 8 9 4 5 8 3 9 5 8 7 4 8 9 4 6 8 6 5
9 7 8 3 4 8 9 6 4 4 3 7 8 4 5 3 9 6 8 7 3 8 9
8 4 3 8 8 3 9 4 8 6 3 7 9 6 3 9 5 7 3 5 8 9 4
8 3 7 8 6 9 6 9 8 6 9 5 8 4 7 6 9 7 5 3 8 5 7
6 4 8 6 7 9 5 4 6 8 9 3 5 8 3 4 9 6 5 9 7 6 5
3 9 7 6 3 8 7 6 8 7 5 3 4 7 8 9 4 7 9 4 5 7 6
8 7 9 3 7 9 3 4 4 5 8 4 4 8 9 6 4 8 3 6 4 5
8 6 5 9 7 4 7 9 6 5 9 5 4 7 9 3 4 8 6 9 6 9 8
6 4 8 4 3 7 8 9 7 8 3 7 5 4 8 6 7 5 4 8 6 3 7
6 8 9 5 7 5 8 9 6 4 9 8 4 6 3 5 9 8 7 4 6 8 3
5 7 9 6 5 7 4 9 6 8 4 8 4 9 3 8 8 3 9 8 7 8 6
9 5 4 4 8 6 3 9 6 9 3 5 6 7 4 6 8 3 5 6 9 8 6
4 7 9 6 5 7 6 8 3 7 9 7 9 5 3 8 9 5 6 3 9 6 3
```

제5장 인지 활성화 프로그램

기능 검사 종합 그래프 작성 요령

다음 페이지 그래프의 숫자 읽기란, 색채 읽기란, 숫자 계산란 에 1회에서 6회까지 각각 걸린 시간을 점으로 찍는다. 그리고 1회에서 6회까지를 선으로 연결하면 전체적인 변화를 볼 수 있다.

뇌를 단련하여 치매를 예방하기 위해서는 인지 활성화 프로그램을 반드시 계속하여야만 한다. 그리하여 『기억력 회복과 건망증 탈출』 1, 2, 3, 4권(북랩 출판사)을 권한다. 한 권 내에서는 약간의 기복이 있지만, 『기억력 회복과 건망증 탈출』 1, 2, 3, 4권의 종합 그래프와 비교해 보면 현저한 변화를 알 수 있다.

MEMO

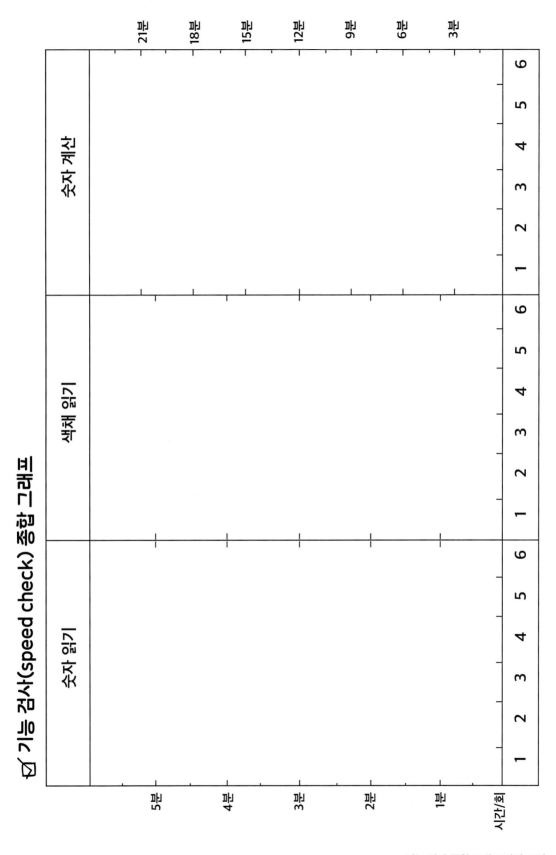

☑ 기능 검사(speed check) 종합 그래프

	숫자 읽기						색채 읽기						숫자 계산					
시간/회	1	2	3	4	5	6	1	2	3	4	5	6	1	2	3	4	5	6

기능 검사 종합 그래프 작성 요령

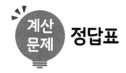 정답표

1일(회)　월　　일

80페이지 해답 ▼

3 + 2 = **5**	3 × 3 = **9**	10+1=**11**
5 − 3 = **2**	4 + 3 = **7**	11−4 = **7**
2×5 = **10**	16÷2 = **8**	5×3 = **15**
8 ÷ 2 = **4**	8 − 5 = **3**	7×6 = **42**
9 − 3 = **6**	12÷4 = **3**	3 − 2 = **1**
4 + 4 = **8**	9+6 = **15**	4 × 2 = **8**
6 + 5 = **11**	8 − 4 = **4**	17−2=**15**
8×3 = **24**	4 − 1 = **3**	6 − 5 = **1**
10−3 = **7**	8×7 = **56**	5 + 3 = **8**
9 + 3 = 6 + **6**		1 + 7 = **4** + 4
3 − 1 = 6 − 4		6 − **1** = 10 − 5
8 − 4 = **6** − 2		4 + 3 = 11 − **4**
10 + **1** = 12 − 1		12 − 9 = 10 − **7**
12 − 6 = **3** + 3		5 + **10** = 2 + 13
18 − **3** = 2 + 13		12 − 3 = **3** + 6
3 + 8 = 6 + **5**		4 × 4 = **2** × 8

81페이지 해답 ▼

10−3 = **7**	3 × 3 = **9**	9 ÷ 3 = **3**
3 + 2 = **5**	4 + 3 = **7**	8×5 = **40**
2×5 = **10**	16÷2 = **8**	2 + 3 = **5**
5 − 3 = **2**	8 − 5 = **3**	14−7 = **7**
8 ÷ 2 = **4**	12−4 = **8**	3×4 = **12**
9 − 3 = **6**	9+6 = **15**	5 + 1 = **6**
6 + 5 = **11**	4 + 7 = **11**	4×9 = **36**
4×6 = **24**	8×6 = **48**	4 + 5 = **9**
20−5=**15**	7 + 7 = **14**	7 × 2 = **14**
4 + 12 = 19 − 3		19−10 = 11 − **2**
4 − 1 = 5 − 2		8 − **4** = 6 − 2
5 + **3** = 10 − 2		3 + 4 = 10 − **3**
7 − 2 = **6** − 1		**10** − 1 = 11 − 2
1 + 3 = 2 + **2**		2 + 8 = **4** + 6
23 − 3 = 19 + **1**		**21** − 15 = 4 + 2
4 + 3 = **5** + 2		8 − 6 = **5** − 3

2일(회)　월　　일

84페이지 해답 ▼

$12 - 9 = 3$	$2 \times 3 = 6$	$15 - 5 = 10$
$4 \times 5 = 20$	$7 - 6 = 1$	$16 \div 4 = 4$
$13 - 8 = 5$	$32 \div 8 = 4$	$27 - 9 = 18$
$8 + 6 = 14$	$6 + 6 = 12$	$7 \times 4 = 28$
$30 \div 6 = 5$	$9 \times 3 = 27$	$3 + 5 = 8$
$4 + 4 = 8$	$13 - 9 = 4$	$7 - 2 = 5$
$20 - 8 = 12$	$9 + 4 = 13$	$5 \times 6 = 30$
$6 \times 8 = 48$	$21 \div 7 = 3$	$14 + 2 = 16$
$11 + 2 = 13$	$12 + 5 = 17$	$8 \times 7 = 56$
$5 - 1 = 7 - 3$	$13 - 7 = 9 - 3$	
$8 + 9 = 11 + 6$	$3 + 11 = 12 + 2$	
$2 + 5 = 6 + 1$	$2 + 10 = 14 - 2$	
$10 - 6 = 3 + 1$	$18 - 8 = 11 - 1$	
$1 + 1 = 4 - 2$	$30 - 5 = 21 + 4$	
$9 - 3 = 3 + 3$	$7 + 1 = 9 - 1$	
$5 + 9 = 7 + 7$	$9 - 7 = 5 - 3$	

85페이지 해답 ▼

$8 \div 2 = 4$	$6 \times 2 = 12$	$10 \div 2 = 5$
$17 - 9 = 8$	$8 - 4 = 4$	$4 \times 3 = 12$
$8 \times 3 = 24$	$4 \times 7 = 28$	$18 - 8 = 10$
$3 + 9 = 12$	$27 \div 3 = 9$	$7 + 4 = 11$
$12 \div 3 = 4$	$11 - 6 = 5$	$6 \times 7 = 42$
$15 - 6 = 9$	$5 \times 8 = 40$	$40 \div 5 = 8$
$7 \times 2 = 14$	$18 + 7 = 25$	$5 + 6 = 11$
$8 + 2 = 10$	$3 - 1 = 2$	$22 - 10 = 12$
$7 - 3 = 4$	$10 + 8 = 18$	$6 + 3 = 9$
$6 + 5 = 4 + 7$	$5 - 3 = 7 - 5$	
$8 - 7 = 6 - 5$	$7 + 2 = 11 - 2$	
$14 - 4 = 6 + 4$	$1 + 4 = 3 + 2$	
$9 - 4 = 7 - 2$	$20 - 3 = 16 + 1$	
$2 + 11 = 16 - 3$	$3 + 3 = 1 + 5$	
$17 - 1 = 5 + 11$	$2 + 7 = 12 - 3$	
$9 \div 3 = 7 - 4$	$5 \times 2 = 3 + 7$	

213

계산 문제 정답표

88페이지 해답 ▼

3 + 3 = **6**	25-5=**20**	9 × 9 = **81**
4 - 2 = **2**	9 × 2 = **18**	19+1=**20**
15 ÷ 3 = **5**	16 - 8 = **8**	6 - 4 = **2**
5 × 3 = **15**	2 + 7 = **9**	72 ÷ 8 = **9**
16-6=**10**	36 ÷ 4 = **9**	18 - 9 = **9**
13 - 4 = **9**	2 × 2 = **4**	21 ÷ 3 = **7**
3 × 8 = **24**	7 + 4 = **11**	4 + 2 = **6**
8 + 5 = **13**	18+3=**21**	9 + 7 = **16**
9 - 4 = **5**	10 ÷ 2 = **5**	8 × 3 = **24**
7 + 9 = 9 + **7**		10+9=**8**+11
1 + 7 = 5 + 3		2 + **2** = 10 - 6
1 + 12 = 15 - **2**		**4** + 10 = 20 - 6
12 - 4 = **6** + 2		16 - 1 = 6 + **9**
8 - **5** = 1 + 2		9 - **2** = 13 - 6
13 - 4 = 12 - **3**		14 - 2 = 13 - **1**
5 + 9 = 8 + 6		3 × **4** = 7 + 5

89페이지 해답 ▼

11 - 7 = **4**	22-5=**17**	7 + 5 = **12**
7 × 7 = **49**	8 × 6 = **48**	3 × 6 = **18**
64 ÷ 8 = **8**	6 + 9 = **15**	5 - 2 = **3**
12+8=**20**	11+9=**20**	20-3=**17**
27-6=**21**	7 × 8 = **56**	5 + 4 = **9**
10+3=**13**	5 - 4 = **1**	4 × 8 = **32**
6 × 4 = **24**	54 ÷ 6 = **9**	56 ÷ 7 = **8**
35 ÷ 5 = **7**	4 + 3 = **7**	7 - 4 = **3**
2 + 6 = **8**	3 + 5 = **8**	12 ÷ 3 = **4**
15 - **1** = 16 - 2		5 - **1** = 10 - 6
2 + 14 = 20 - **4**		6 - 1 = **4** + 1
9 - 1 = 10 - 2		7 + 4 = 5 + **6**
5 + 2 = 12 - 5		**2** + 7 = 11 - 2
5 + 4 = **7** + 2		9 + 4 = 3 + **10**
24 - 2 = **2** + 20		13 - **3** = 7 + 3
4 × **2** = 6 + 2		4 + 8 = 3 × **4**

92페이지 해답 ▼

8 × 2 = **16**	2 0 ÷ 4 = **5**	3 - 1 = **2**
16+4=**20**	2 + 6 = **8**	7 + 2 = **9**
14÷2 = **7**	1 7 - 8 = **9**	8 × 8 = **6 4**
4 + 7 = **11**	18÷2 = **9**	9 ÷ 3 = **3**
5 - 2 = **3**	4 × 8 = **3 2**	17-4 = **13**
3 + 7 = **10**	19+3 = **22**	9 + 5 = **14**
14 - 9 = **5**	5 + 2 = **7**	20-11=**9**
40÷8 = **5**	30-25 = **5**	13+7=**20**
5 × 9 = **45**	1 2 - 6 = **6**	1 4 - 6 = **8**
8 - 6 = 3 - **1**		1 2 - 2 = 3 + **7**
4 + **9** = 5 + 8		6 + **1 1** = 8 + 9
11+11=**8**+14		1 1 - 3 = 6 + **2**
2 0 - 2 = **3** + 15		1 4 - 5 = 18 - **9**
7 - 3 = 9 - 5		1 4 + **3** = 18 - 1
8 + 3 = 16 - **5**		3 + 9 = 1 6 - **4**
4 × 2 = **3** + 5		9 + 9 = **2** × 9

93페이지 해답 ▼

23-7=**16**	14+7=**21**	6 × 4 = **2 4**
6 + 3 = **9**	4 × 5 = **2 0**	15÷5 = **3**
3 × 6 = **18**	7 - 5 = **2**	9 + 2 = **11**
22-6=**16**	28÷7 = **4**	3 × 7 = **2 1**
36÷9 = **4**	18-7=**11**	24-6=**18**
15+5=**20**	10+8=**18**	4 + 9 = **13**
17-8 = **9**	6 + 1 = **7**	9 - 6 = **3**
4 + 8 = **12**	2 × 6 = **12**	6 + 2 = **8**
11+2=**13**	17-5=**12**	6 ÷ 3 = **2**
10+**4**=16-2		**2** + 3 = 9 - 4
17-4=18-**5**		11-**3**=16-8
1+2=10-7		4 - 3 = **3** - 2
5 + 5 = **1** + 9		19-1=**17**+1
15+**5**=14+6		1 4 - 5 = 5 + **4**
22-1=**3**+18		28-**4**=4+20
8 ÷ **2** = 9 - 5		7 + 4 = **6** + 5

96페이지 해답 ▼

4 - 3 = **1**	18÷3 = **6**	7 + 7 = **14**
8 × 3 = **24**	14 - 5 = **9**	5 × 5 = **25**
27÷9 = **3**	11+8 = **19**	22-8 = **14**
8 + 8 = **16**	6 + 5 = **11**	19+6 = **25**
15+6 = **21**	16-4 = **12**	32÷8 = **4**
23-10 = **13**	9 × 5 = **45**	6 - 3 = **3**
8 × 4 = **32**	16+3 = **19**	9 × 7 = **63**
35÷5 = **7**	9 + 7 = **16**	12+3 = **15**
11 - 8 = **3**	8 - 2 = **6**	7 × 2 = **14**
7 + 4 = 9 + 2		5 - **2** = 7 - 4
2 + 1 = 6 - 3		**2** + 9 = 17 - 6
10 + **6** = 5 + 11		**7** + 4 = 3 + 8
20 - 5 = 9 + **6**		12 - 5 = 16 - **9**
17 - **7** = 14 - 4		9 - 2 = **2** + 5
3 + 2 = **10** - 5		20 - 4 = 6 + **10**
9 ÷ 3 = 7 - 4		**7** × 3 = 14 + 7

97페이지 해답 ▼

7 + 8 = **15**	17+4 = **21**	13 - 7 = **6**
3 + 6 = **9**	56÷8 = **7**	5 + 6 = **11**
9 × 6 = **54**	4 × 4 = **16**	15-4 = **11**
12+2 = **14**	21-6 = **15**	49÷7 = **7**
2 × 9 = **18**	2 + 5 = **7**	9 × 3 = **27**
12 - 7 = **5**	2 × 8 = **16**	14+5 = **19**
10+9 = **19**	25-9 = **16**	11 - 4 = **7**
42÷6 = **7**	18-8 = **10**	7 + 9 = **16**
9 - 4 = **5**	35÷7 = **5**	6 + 3 = **9**
8 + 10 = 14 + 4		4 + **10** = 16 - 2
27 - 7 = 13 + **7**		18 - 6 = **4** + 8
8 + 2 = 15 - **5**		14 - 7 = **8** - 1
17 - **1** = 18 - 2		8 - 3 = **3** + 2
12 - 4 = **9** - 1		10 + **3** = 7 + 6
4 + 2 = 5 + 1		11+2 = 3 + **10**
5 × 2 = 3 + **7**		3 + 9 = **14** - 2

100페이지 해답 ▼

$30 \div 5 = 6$	$2 + 6 = 8$	$15 + 3 = 18$
$7 \times 3 = 21$	$12 - 3 = 9$	$10 \div 2 = 5$
$8 - 6 = 2$	$10 + 5 = 15$	$9 + 9 = 18$
$9 + 3 = 12$	$4 \times 8 = 32$	$6 - 4 = 2$
$28 - 7 = 21$	$18 \div 2 = 9$	$11 + 7 = 18$
$6 \times 6 = 36$	$81 \div 9 = 9$	$8 \times 6 = 48$
$3 + 2 = 5$	$7 \times 5 = 35$	$24 - 5 = 19$
$18 \div 2 = 9$	$16 + 7 = 23$	$4 + 9 = 13$
$12 - 6 = 6$	$8 \times 7 = 56$	$8 + 2 = 10$
$17 - 11 = 18 - 12$	$4 + 3 = 1 + 6$	
$5 + 10 = 12 + 3$	$5 - 4 = 10 - 9$	
$9 - 5 = 2 + 2$	$3 + 5 = 11 - 3$	
$19 - 6 = 15 - 2$	$19 - 9 = 9 + 1$	
$5 + 24 = 9 + 20$	$6 + 2 = 15 - 7$	
$20 - 7 = 3 + 10$	$14 + 10 = 25 - 1$	
$3 \times 3 = 4 + 5$	$7 + 4 = 6 + 5$	

101페이지 해답 ▼

$6 + 8 = 14$	$7 - 4 = 3$	$23 - 9 = 14$
$18 - 3 = 15$	$42 \div 7 = 6$	$8 + 3 = 11$
$17 + 6 = 23$	$22 - 9 = 13$	$5 \times 7 = 35$
$24 \div 6 = 4$	$9 + 3 = 12$	$16 - 6 = 10$
$6 \times 7 = 42$	$9 \times 8 = 72$	$18 \div 9 = 2$
$16 + 5 = 21$	$16 + 5 = 21$	$18 + 4 = 22$
$20 - 9 = 11$	$8 \times 3 = 24$	$12 - 8 = 4$
$8 \div 4 = 2$	$15 - 4 = 11$	$5 \times 2 = 10$
$5 + 2 = 7$	$6 - 3 = 3$	$2 + 9 = 11$
$6 - 5 = 2 - 1$	$9 + 10 = 8 + 11$	
$24 + 1 = 19 + 6$	$12 + 5 = 11 + 6$	
$4 - 2 = 10 - 8$	$10 - 4 = 2 + 4$	
$20 - 1 = 14 + 5$	$21 - 10 = 12 - 1$	
$1 + 13 = 15 - 1$	$10 + 3 = 19 - 6$	
$14 - 10 = 1 + 3$	$2 + 18 = 22 - 2$	
$4 + 8 = 14 - 2$	$5 + 8 = 7 + 6$	

계산 문제 정답표

7일(회)   월   일

106페이지 해답 ▼

2 × 4 = **8**	11+7=**18**	16÷2 = **8**
36÷6 = **6**	72÷9 = **8**	9+2 = **11**
10-5 = **5**	6×3 = **18**	7×5 = **35**
8×9 = **72**	14-5 = **9**	27-8=**19**
12÷2 = **6**	2+8 = **10**	35÷7 = **5**
3+8 = **11**	8+7 = **15**	5+5 = **10**
9×6 = **54**	16-7 = **9**	12-5 = **7**
21-7=**14**	4×6 = **24**	3×9 = **27**
48÷8 = **6**	15÷5 = **3**	9+5 = **14**
7 + **5** = 15 - 3		15 - **8** = 3 + 4
2 + **4** = 3 + 3		11 + **4** = 8 + 7
8 + 4 = 16 - **4**		**8** - 3 = 7 - 2
5 + 7 = 10 + 2		**8** - 2 = 13 - 7
11 - **2** = 4 + 5		7 + 7 = **22** - 8
9 - **4** = 7 - 2		4 + 3 = **10** - 3
6 × 2 = **4** + 8		3 × **7** = 12 + 9

107페이지 해답 ▼

13 - 6 = **7**	14÷7 = **2**	2×7 = **14**
56÷7 = **8**	10+2=**12**	24÷8 = **3**
4×4 = **16**	5×7 = **35**	9+7 = **16**
9 - 6 = **3**	45÷5 = **9**	12 - 4 = **8**
7×6 = **42**	11-6 = **5**	7×6 = **42**
3+8 = **11**	4 + 5 = **9**	28÷4 = **7**
7×2 = **14**	6+6 = **12**	24-9=**15**
8 ÷ 4 = **2**	3×5 = **15**	2 + 4 = **6**
8 - 3 = **5**	2 + 3 = **5**	7×7 = **49**
3 + 7 = 6 + 4		**17** - 9 = 14 - 6
9 + **6** = 11 + 4		**20** - 4 = 2 + 14
11 + **5** = 20 - 4		**4** - 4 = 9 - 9
18 + 9 = 34 - **7**		5 + 5 = **13** - 3
13 - 9 = 7 - **3**		10 + 6 = **8** + 8
15 - 2 = 6 + **7**		7 + 9 = **18** - 2
8 × **3** = 20 + 4		8 - **2** = 3 × 2

110페이지 해답 ▼

$25 \div 5 = 5$　　$16 - 7 = 9$　　$11 + 4 = 15$

$12 \times 6 = 72$　　$12 \div 3 = 4$　　$23 - 3 = 20$

$3 + 4 = 7$　　$6 + 7 = 13$　　$9 \times 4 = 36$

$28 - 8 = 20$　　$15 - 9 = 6$　　$48 \div 8 = 6$

$19 - 7 = 12$　　$5 \times 4 = 20$　　$4 + 12 = 16$

$9 \times 4 = 36$　　$8 - 5 = 3$　　$7 + 9 = 16$

$16 \div 2 = 8$　　$11 - 3 = 8$　　$9 - 3 = 6$

$11 + 5 = 16$　　$10 + 4 = 14$　　$6 \times 9 = 54$

$6 + 2 = 8$　　$8 + 13 = 21$　　$14 + 11 = 25$

$2 + 7 = 11 - 2$　　$4 + 5 = 15 - 6$

$2 + 12 = 23 - 9$　　$12 - 3 = 3 + 6$

$10 - 3 = 5 + 2$　　$15 + 4 = 12 + 7$

$6 + 12 = 14 + 4$　　$13 + 7 = 16 + 4$

$18 + 4 = 5 + 17$　　$13 - 7 = 12 - 6$

$7 - 4 = 9 - 6$　　$20 - 9 = 16 - 5$

$6 + 9 = 7 + 8$　　$5 \times 3 = 7 + 8$

111페이지 해답 ▼

$17 \times 2 = 34$　　$5 \div 3 = 8$　　$4 \times 6 = 24$

$10 - 4 = 6$　　$6 \times 5 = 30$　　$63 \div 7 = 9$

$9 + 10 = 19$　　$16 - 9 = 7$　　$13 - 9 = 4$

$18 - 5 = 13$　　$36 \div 6 = 6$　　$7 - 3 = 4$

$25 \div 5 = 5$　　$3 \times 2 = 6$　　$8 \times 2 = 16$

$4 + 8 = 12$　　$24 - 12 = 12$　　$18 + 2 = 20$

$12 + 11 = 23$　　$25 - 5 = 20$　　$14 - 8 = 6$

$18 \div 3 = 6$　　$7 + 6 = 13$　　$25 + 6 = 21$

$5 + 7 = 12$　　$14 + 6 = 20$　　$13 + 4 = 17$

$10 - 6 = 19 - 15$　　$4 + 4 = 10 - 2$

$2 + 12 = 19 - 5$　　$7 + 8 = 6 + 9$

$19 - 4 = 6 + 9$　　$15 - 3 = 23 - 11$

$18 - 3 = 11 + 4$　　$14 - 7 = 2 + 5$

$7 + 15 = 28 - 6$　　$2 + 9 = 6 + 5$

$6 + 8 = 12 + 2$　　$19 - 10 = 20 - 11$

$14 \div 2 = 3 + 4$　　$12 + 12 = 3 \times 8$

114페이지 해답 ▼

$3 \times 3 = 9$	$28 \div 4 = 7$	$8 \times 7 = 56$
$16 - 7 = 9$	$10 + 6 = 16$	$12 + 7 = 19$
$40 \div 5 = 8$	$24 - 7 = 17$	$26 - 5 = 21$
$9 \times 6 = 54$	$8 - 3 = 5$	$45 \div 9 = 5$
$15 + 2 = 17$	$35 \div 5 = 7$	$5 \times 3 = 15$
$63 \div 7 = 9$	$4 \times 5 = 20$	$17 - 8 = 9$
$12 - 2 = 10$	$2 + 4 = 6$	$5 + 9 = 14$
$7 + 3 = 10$	$3 + 8 = 11$	$24 \div 8 = 3$
$4 + 6 = 10$	$11 - 9 = 2$	$6 \times 7 = 42$

$10 + 2 = 24 - 12$ $19 - 3 = 6 + 10$

$12 - 5 = 9 - 2$ $17 - 4 = 20 - 7$

$11 + 7 = 24 - 6$ $2 + 8 = 15 - 5$

$9 - 7 = 4 - 2$ $10 + 10 = 13 + 7$

$18 - 10 = 3 + 5$ $3 + 12 = 8 + 7$

$7 + 6 = 5 + 8$ $8 + 11 = 13 + 6$

$4 + 5 = 3 \times 3$ $24 \div 3 = 4 + 4$

115페이지 해답 ▼

$14 - 2 = 12$	$12 \div 6 = 2$	$26 - 6 = 20$
$4 \times 7 = 28$	$8 + 2 = 10$	$7 \times 8 = 56$
$13 + 5 = 18$	$18 - 6 = 12$	$10 + 4 = 14$
$29 - 9 = 20$	$5 + 7 = 12$	$9 - 5 = 4$
$2 + 2 = 4$	$24 \div 4 = 6$	$32 \div 4 = 8$
$7 \times 9 = 63$	$2 \times 6 = 12$	$19 - 7 = 12$
$18 \div 3 = 6$	$19 + 7 = 26$	$6 \div 3 = 2$
$11 - 4 = 7$	$3 + 6 = 9$	$7 + 8 = 15$
$42 \div 6 = 7$	$10 - 3 = 7$	$9 \times 8 = 72$

$6 - 2 = 14 - 10$ $9 - 4 = 11 - 6$

$3 + 3 = 17 - 11$ $16 - 3 = 18 - 5$

$17 - 8 = 13 - 4$ $13 + 12 = 32 - 7$

$15 - 4 = 8 + 3$ $8 + 17 = 22 + 3$

$8 + 9 = 13 + 4$ $6 + 9 = 7 + 8$

$14 - 2 = 3 + 9$ $13 - 2 = 4 + 7$

$7 - 5 = 9 - 7$ $4 + 3 = 18 - 11$

10일(회)　　월　　　일

118페이지 해답 ▼

2 + 7 = **9**	26-7=**19**	3 2 ÷ 4 = **8**
20-7=**13**	48÷8=**6**	6×6=**36**
40÷5=**8**	12-3=**9**	15-7=**8**
3×8=**24**	7 + 2 = **9**	9×5=**45**
14+7=**21**	4×6=**24**	10-2=**8**
18÷3=**6**	11+5=**16**	9+8=**17**
13-6=**7**	9 - 8 = **1**	22÷2=**11**
5×7=**35**	11+3=**14**	3+7=**10**
6+4=**10**	24÷3=**8**	14-6=**8**
4 + 1 3 = **2 5** - 8		5 + 5 = 1 2 - **2**
15+**5**=7+13		**8** + 6 = 2 + 1 2
4 + 10 = **3** + 11		1 7 - 4 = **8** + 5
8 + **3** = 1 4 - 3		8 - 2 = 2 + **4**
6 - 3 = 1 2 - 9		19-4=11+**4**
8 - 6 = 5 - 3		17-**2**=20-5
4 × 3 = 2 × **6**		6 + 1 2 = 9 + **9**

119페이지 해답 ▼

6 + 2 = **8**	9×4=**36**	1 3 - 5 = **8**
7×4=**28**	12+9=**21**	6×3=**18**
18÷3=**6**	10-6=**4**	4+6=**10**
15-7=**8**	26-9=**17**	7+3=**10**
4+9=**13**	8×6=**48**	10÷2=**5**
56÷7=**8**	13+6=**19**	8×8=**64**
2×9=**18**	16÷2=**8**	21-8=**13**
9+3=**12**	32÷8=**4**	5+8=**13**
16-7=**9**	36÷9=**4**	2 + 7 = **9**
9 + 11 = 14 + **6**		6 + **7** = 2 3 - 10
11 + 3 = 17 - 3		**7** + 6 = 9 + 4
3 + 8 = **5** + 6		18-5=24-**11**
10 - **3** = 13 - 6		6 - **4** = 1 1 - 9
13-7=20-14		1 6 - 4 = **8** + 4
12 - 3 = 4 + **5**		1 3 - 5 = **6** + 2
7 + 4 = 1 7 - **6**		6 ÷ 2 = 1 2 - **9**

122페이지 해답 ▼

$49 \div 7 = 7$ $18 - 7 = 11$ $8 \div 4 = 2$

$8 \times 2 = 16$ $7 \times 8 = 56$ $5 \times 9 = 45$

$12 - 5 = 7$ $27 \div 3 = 9$ $17 - 7 = 10$

$10 + 7 = 17$ $2 + 9 = 11$ $7 \times 4 = 28$

$13 + 8 = 21$ $6 + 11 = 17$ $36 \div 6 = 6$

$22 - 4 = 18$ $35 \div 5 = 7$ $26 - 8 = 18$

$8 + 4 = 12$ $20 - 5 = 15$ $3 + 14 = 17$

$3 \times 6 = 18$ $5 + 3 = 8$ $9 - 4 = 5$

$14 + 3 = 17$ $11 - 2 = 9$ $11 + 11 = 22$

$18 + 4 = 17 - 3$ $3 + 5 = 20 - 12$

$5 + 9 = 20 - 6$ $17 + 3 = 25 - 5$

$15 - 3 = 16 - 4$ $19 - 4 = 21 - 6$

$2 + 11 = 9 + 4$ $18 + 14 = 19 + 13$

$11 - 4 = 17 - 10$ $5 - 2 = 9 - 6$

$8 + 8 = 11 + 5$ $9 + 2 = 7 + 4$

$4 \times 7 = 19 + 9$ $12 \div 3 = 9 - 5$

123페이지 해답 ▼

$13 + 9 = 22$ $7 - 5 = 2$ $63 \div 9 = 7$

$20 - 4 = 16$ $8 \div 2 = 4$ $7 \times 6 = 42$

$54 \div 6 = 9$ $20 \times 2 = 10$ $3 + 4 = 7$

$35 \div 7 = 5$ $9 + 9 = 18$ $27 - 7 = 20$

$4 \times 8 = 32$ $63 \div 9 = 7$ $9 \times 2 = 18$

$15 - 8 = 7$ $11 + 5 = 16$ $30 \div 5 = 6$

$2 \times 3 = 6$ $6 \times 4 = 24$ $13 - 4 = 9$

$16 + 7 = 23$ $5 + 17 = 22$ $15 + 7 = 22$

$7 + 6 = 13$ $14 - 6 = 8$ $23 - 8 = 15$

$13 - 5 = 5 + 3$ $20 - 6 = 17 - 3$

$9 + 3 = 17 - 5$ $3 + 7 = 8 + 2$

$10 - 5 = 12 - 7$ $6 + 3 = 13 - 4$

$13 + 8 = 4 + 17$ $17 - 4 = 15 - 2$

$9 + 9 = 22 - 4$ $10 + 7 = 6 + 11$

$4 + 2 = 11 - 5$ $7 + 11 = 10 + 8$

$5 \times 4 = 12 + 8$ $7 \times 3 = 28 - 7$

126페이지 해답 ▼

13+9=**22**	11+5=**16**	13-3=**10**
16-3=**13**	72÷9=**8**	28÷4=**7**
8×5=**40**	2+6=**8**	9-5=**4**
30÷6=**5**	15-2=**13**	13+8=**21**
21-5=**16**	10+7=**17**	56÷8=**7**
13×6=**78**	3×7=**21**	9×4=**36**
63÷7=**9**	8+5=**13**	24-8=**16**
14+4=**18**	28-9=**19**	7+5=**12**
7-4=**3**	24÷4=**6**	15×2=**30**
16+6=17+5		**11**+9=16+4
5+2=20-**13**		15-7=**18**-10
18-9=**7**+4		18-3=4+**11**
19-**8**=18-7		11-8=7-**4**
12-8=9-5		14-**6**=17-9
9+7=**14**+2		14+**2**=6+10
18÷**3**=4+2		4×**8**=17+15

127페이지 해답 ▼

42÷7=**6**	4+5=**9**	19-8=**11**
15-8=**7**	6×2=**12**	4×4=**16**
6×8=**48**	18÷9=**2**	5+6=**11**
20÷4=**5**	12-10=**2**	13+3=**16**
8+6=**14**	27-7=**20**	14+16=**30**
3+7=**10**	8×3=**24**	7+7=**14**
17-6=**11**	19+2=**21**	48÷6=**8**
9×3=**27**	49÷7=**7**	2×8=**16**
12+4=**16**	7-5=**2**	9+9=**18**
15-10=3+**2**		**12**+7=14+5
20-**2**=14+4		18-**2**=20-4
14+4=12+6		12+7=4+**15**
13-3=**20**-10		3+**4**=12-5
15-9=**2**+4		18-11=**10**-3
25-12=18-**5**		**8**+3=4+7
3×6=9×**2**		13+9=**7**+15

계산 문제 정답표

132페이지 해답 ▼

$27-5=\textbf{22}$	$4 \div 2 = \textbf{2}$	$4 \times 7 = \textbf{28}$
$15 \div 3 = \textbf{5}$	$8 - 3 = \textbf{5}$	$12 - 5 = \textbf{7}$
$16+6=\textbf{22}$	$11+6=\textbf{17}$	$40 \div 8 = \textbf{5}$
$9 \times 8 = \textbf{72}$	$2 + 7 = \textbf{9}$	$15+4=\textbf{19}$
$5 \times 4 = \textbf{20}$	$4 \times 13=\textbf{52}$	$14-4=\textbf{10}$
$21-7=\textbf{14}$	$72 \div 8 = \textbf{9}$	$27 \div 9 = \textbf{3}$
$8 + 7 = \textbf{15}$	$17-5=\textbf{12}$	$23-6=\textbf{17}$
$24 \div 8 = \textbf{3}$	$6 + 4 = \textbf{10}$	$13+8=\textbf{21}$
$14-3=\textbf{11}$	$3 + 7 = \textbf{10}$	$11 \times 9=\textbf{99}$
$19-10=7+\textbf{2}$		$16-10=\textbf{9}-3$
$8 - \textbf{4} = 11 - 7$		$14-8=10-\textbf{4}$
$17 - \textbf{6} = 13-2$		$\textbf{3}+14=9+8$
$17+4=27-\textbf{6}$		$4 + 4 = \textbf{6} + 2$
$\textbf{11}+9=8+12$		$12-3=\textbf{6}+3$
$14+\textbf{2}=7+9$		$\textbf{9}+4=21-8$
$28 \div 4 = 13-\textbf{6}$		$7 + 9 = 5 + \textbf{11}$

133페이지 해답 ▼

$4 + 7 = \textbf{11}$	$18 \div 6 = \textbf{3}$	$2 \times 4 = \textbf{8}$
$40 \div 4=\textbf{10}$	$2 + 6 = \textbf{8}$	$12 \div 3 = \textbf{4}$
$15 - 6 = \textbf{9}$	$6 - 4 = \textbf{2}$	$3 + 8 = \textbf{11}$
$3 \times 9 = \textbf{27}$	$9+14=\textbf{23}$	$17-4=\textbf{13}$
$12+12=\textbf{24}$	$5 \times 5 = \textbf{25}$	$13 \times 7=\textbf{91}$
$36 \div 4 = \textbf{9}$	$4 + 3 = \textbf{7}$	$24 \div 6 = \textbf{4}$
$11+3=\textbf{14}$	$21-9=\textbf{12}$	$15+7=\textbf{22}$
$18-4=\textbf{14}$	$25-8=\textbf{17}$	$29-8=\textbf{21}$
$7 \times 2 = \textbf{14}$	$42 \div 7 = \textbf{6}$	$17+13=\textbf{30}$
$13-9=\textbf{15}-11$		$4 + \textbf{6} = 14 - 4$
$14+3=11+\textbf{6}$		$19 - 8 = \textbf{4} + 7$
$4 + 5 = 11 - \textbf{2}$		$16-3=18-\textbf{5}$
$14-6=\textbf{16}-8$		$\textbf{15}+15=20+10$
$13-\textbf{10}=9-6$		$19-11=12-\textbf{4}$
$\textbf{7}+6=15-2$		$\textbf{14}+17=12+19$
$4+12=7+\textbf{9}$		$21 \div 3 = 2 + \textbf{5}$

14일(회)　월　　일

136페이지 해답 ▼

$4 \times 9 = 36$	$6 - 4 = 2$	$21 \div 3 = 7$
$28 \div 7 = 4$	$7 \times 7 = 49$	$8 + 9 = 17$
$10 - 5 = 5$	$18 \div 2 = 9$	$6 \times 7 = 42$
$16 + 8 = 24$	$14 + 8 = 22$	$32 \div 4 = 8$
$7 - 3 = 4$	$17 - 3 = 14$	$12 - 5 = 7$
$12 \times 4 = 48$	$3 + 2 = 5$	$7 + 5 = 12$
$18 + 13 = 31$	$45 \div 5 = 9$	$29 - 7 = 22$
$5 \times 6 = 30$	$8 - 6 = 2$	$9 \times 4 = 36$
$42 \div 6 = 7$	$4 + 9 = 13$	$6 + 3 = 9$
$9 - 3 = 3 + 3$		$2 + 11 = 24 - 11$
$7 + 9 = 5 + 11$		$5 + 8 = 3 + 10$
$13 - 2 = 6 + 5$		$3 + 13 = 9 + 7$
$12 - 4 = 15 - 7$		$12 - 8 = 8 - 4$
$16 - 9 = 3 + 4$		$8 + 3 = 15 - 4$
$13 - 4 = 14 - 5$		$3 + 2 = 9 - 4$
$5 + 8 = 6 + 7$		$4 + 7 = 19 - 8$

137페이지 해답 ▼

$7 + 3 = 10$	$3 \times 5 = 15$	$42 \div 7 = 6$
$14 \div 2 = 7$	$28 \div 4 = 7$	$17 + 4 = 21$
$32 - 13 = 19$	$2 + 7 = 9$	$12 - 6 = 6$
$7 \times 5 = 35$	$30 \times 3 = 90$	$5 \times 2 = 10$
$18 - 2 = 16$	$13 - 6 = 7$	$81 \div 9 = 9$
$3 \times 4 = 12$	$45 \div 5 = 9$	$17 + 3 = 20$
$16 \div 8 = 2$	$9 + 4 = 13$	$3 \times 9 = 27$
$15 - 3 = 12$	$18 + 3 = 21$	$8 - 2 = 6$
$8 \times 2 = 16$	$9 \times 6 = 54$	$6 + 15 = 21$
$4 + 5 = 14 - 5$		$14 + 2 = 23 - 7$
$14 - 6 = 12 - 4$		$10 - 7 = 15 - 12$
$7 + 4 = 14 - 3$		$9 - 5 = 11 - 7$
$12 + 2 = 8 + 6$		$5 + 4 = 17 - 8$
$10 - 3 = 2 + 5$		$8 + 5 = 2 + 11$
$27 - 10 = 8 + 9$		$13 - 8 = 8 - 3$
$9 + 3 = 2 \times 6$		$18 \div 3 = 2 \times 3$

계산 문제 정답표

140페이지 해답 ▼

12+6=**18**	7×6=**42**	21-4=**17**
9÷3=**3**	7+8=**15**	6×9=**54**
5×8=**40**	21÷7=**3**	25÷5=**5**
7-2=**5**	13+8=**21**	10+10=**20**
3×2=**6**	6-4=**2**	8×6=**48**
19-6=**13**	2×2=**4**	7+6=**13**
6+7=**13**	3+4=**7**	60÷6=**10**
4+3=**7**	12÷4=**3**	4×3=**12**
16÷4=**4**	14-3=**11**	15+15=**30**
2+**3**=12-7	14-**3**=19-8	
17-7=**5**+5	**7**-3=17-13	
14-9=7-**2**	14-6=3+**5**	
4+3=14-7	2×6=**10**+2	
4+12=**6**+10	3+**3**=4+2	
3×8=**6**×4	2+**13**=4+11	
17-**4**=6+7	5×3=7+**8**	

141페이지 해답 ▼

16-6=**10**	24÷3=**8**	7×3=**21**
2×5=**10**	13+14=**27**	25-5=**20**
27÷3=**9**	9-6=**3**	36÷4=**9**
19+4=**23**	15÷5=**3**	7+14=**21**
18-9=**9**	14-9=**5**	14÷7=**2**
15+7=**22**	4×2=**8**	15+8=**23**
8+3=**11**	3+9=**12**	9-4=**5**
40÷4=**10**	17+7=**24**	8×4=**32**
9×9=**81**	25-4=**21**	11+4=**15**
7-5=**4**-2	**8**+2=2×5	
3+8=2+9	7+10=11+**6**	
7+3=**16**-6	**10**+3=6+7	
5-2=6-**3**	18-**3**=12+3	
16-7=4+**5**	4×4=**8**×2	
2+6=12-4	12-**7**=10-5	
8+5=17-**4**	4×6=12×**2**	

144페이지 해답 ▼

$18 \div 3 = 6$	$9 \times 5 = 45$	$10 - 6 = 4$
$15 - 10 = 5$	$20 - 6 = 14$	$7 \times 9 = 63$
$2 \times 7 = 14$	$6 + 8 = 14$	$6 \div 3 = 2$
$27 - 9 = 18$	$3 + 3 = 6$	$12 + 9 = 21$
$8 + 8 = 16$	$20 \div 5 = 4$	$16 - 2 = 14$
$16 \div 4 = 4$	$8 + 3 = 11$	$28 \div 4 = 7$
$17 - 6 = 11$	$19 - 5 = 14$	$27 - 4 = 23$
$19 + 5 = 24$	$60 \div 6 = 10$	$7 + 9 = 16$
$8 \times 9 = 72$	$14 + 9 = 23$	$15 \times 3 = 45$

$6 + 2 = 17 - 9$　　　$3 \times 8 = 2 \times 12$
$5 + 6 = 15 - 4$　　　$19 - 6 = 11 + 2$
$15 - 5 = 2 + 8$　　　$5 + 10 = 9 + 6$
$2 \times 6 = 3 + 9$　　　$7 + 8 = 4 + 11$
$8 - 6 = 10 - 8$　　　$19 + 11 = 25 + 5$
$9 - 2 = 15 - 8$　　　$13 - 4 = 11 - 2$
$42 \div 7 = 12 - 6$　　　$36 \div 6 = 2 \times 3$

145페이지 해답 ▼

$48 \div 8 = 6$	$9 + 9 = 18$	$14 - 10 = 4$
$9 \times 7 = 63$	$10 \div 5 = 2$	$12 \div 6 = 2$
$22 - 7 = 15$	$27 - 8 = 19$	$23 - 4 = 19$
$13 + 9 = 22$	$8 - 5 = 3$	$3 \times 4 = 12$
$22 + 12 = 34$	$28 \div 7 = 4$	$15 + 8 = 23$
$6 \times 6 = 36$	$4 + 7 = 11$	$14 - 6 = 8$
$10 - 4 = 6$	$8 \times 3 = 24$	$25 \div 5 = 5$
$45 \div 3 = 15$	$5 + 8 = 13$	$9 \times 4 = 36$
$7 + 8 = 15$	$6 \times 5 = 30$	$5 + 2 = 7$

$10 + 4 = 7 + 7$　　　$6 - 2 = 18 - 14$
$5 + 15 = 6 + 14$　　　$17 - 11 = 12 - 6$
$12 - 4 = 16 - 8$　　　$2 + 3 = 20 - 15$
$12 - 3 = 17 - 8$　　　$12 \times 2 = 8 \times 3$
$7 + 2 = 15 - 6$　　　$22 - 10 = 5 + 7$
$16 - 5 = 2 + 9$　　　$5 \times 6 = 3 \times 10$
$2 \times 4 = 32 \div 4$　　　$23 - 7 = 7 + 9$

계산 문제 정답표

17일(회)　월　　일

148페이지 해답 ▼

3 + 6 = **9**	2 1 ÷ 3 = **7**	18+5=**23**
19+8=**27**	6 - 3 = **3**	5 × 8 = **4 0**
12×3=**36**	5 + 4 = **9**	2 7 ÷ 3 = **9**
6 ÷ 3 = **2**	2 × 9 = **18**	7 + 4 = **1 1**
10+2=**12**	4 8 ÷ 6 = **8**	4 × 7 = **2 8**
3 5 ÷ 5 = **7**	22-2=**20**	1 3 - 4 = **9**
25-7=**18**	17-4=**13**	2 4 ÷ 6 = **4**
13-2=**11**	14×2=**28**	9 + 5 = **1 4**
2 4 ÷ 3 = **8**	8+13=**21**	17-14=**3**
8 + 9 = 2 1 - 4	**4** × 6 = 3 × 8	
4 + 5 = 1 6 - **7**	9 × 2 = **3** × 6	
1 8 - 1 2 = 4 + **2**	1 6 - **5** = 7 + 4	
5 + 3 = **4** + 4	4 + 8 = **9** + 3	
1 2 - 5 = 9 - 2	7 + 8 = **5** + 1 0	
1 4 - **1 2** = 4 - 2	6 - 4 = **9** - 7	
8 + 1 4 = **7** + 1 5	3 5 ÷ **5** = 1 2 - 5	

149페이지 해답 ▼

1 2 ÷ 2 = **6**	7 × 2 = **1 4**	1 0 - 8 = 2
8 × 4 = **3 2**	12+4=**16**	5 × 4 = **2 0**
9 + 2 = **1 1**	6 + 8 = **1 4**	4 × 7 = **2 8**
14+7=**21**	8 - 4 = **4**	6 4 ÷ 8 = **8**
2 × 5 = **10**	3 × 7 = **2 1**	7 + 7 = **1 4**
7 - 2 = **5**	6 3 ÷ 9 = **7**	12+9=**21**
2 7 ÷ 3 = **9**	6 + 6 = **1 2**	6 × 9 = **5 4**
3 + 9 = **1 2**	5 - 3 = **2**	21-11=**10**
6 - 2 = **4**	11×5=**55**	2 8 ÷ 7 = **4**
8 × 5 = 2 × **2 0**	2 + 1 4 = **2 4** - 8	
1 5 + 5 = 2 5 - **5**	6 + **3** = 4 + 5	
1 6 - 3 = 3 + **1 0**	**1 2** × 2 = 6 × 4	
1 4 + 4 = **1 1** + 7	5 + 2 = 4 + **3**	
2 4 - 6 = 6 + 1 2	1 0 - **6** = 2 0 - 1 6	
1 0 - 8 = **7** - 5	1 4 - 3 = 1 7 - **6**	
3 6 ÷ **4** = 3 × 3	1 7 - 4 = **6** + 7	

152페이지 해답 ▼

7 × 3 = **21**	10+3=**13**	25-6=**19**
20-6=**14**	25÷5=**5**	2 + 4 = **6**
12÷2=**6**	9×9=**81**	27÷9=**3**
11+4=**15**	44÷4=**11**	6×2=**12**
4+8=**12**	9+2=**11**	17+5=**22**
7 - 4 = **3**	2×4=**8**	13×2=**26**
3×3=**9**	9+6=**15**	5 - 2 = **3**
14÷7=**2**	3+7=**10**	12÷6=**2**
3×8=**24**	6 - 2 = **4**	12+16=**28**
2 + 6 = 3 + 5	6 + 5 = **8** + 3	
3 + 6 = 5 + **4**	14-**9**=13-8	
12-2=**15**-5	**7** - 4 = 8 - 5	
7 + 2 = 15 - **6**	1 9 - **7** = 6 + 6	
22-12=**3**+7	2×**15**=5×6	
8 × 3 = 4 × **6**	**2**+12=19-5	
3×12=4×9	25-7=12+**6**	

153페이지 해답 ▼

2×6=**12**	5 - 3 = **2**	14+9=**23**
19-8=**11**	70÷7=**10**	1 1 - 4 = **7**
20+3=**23**	7+6=**13**	5×7=**35**
63÷7=**9**	20×3=**60**	40÷5=**8**
7×7=**49**	5+9=**14**	6 - 2 = **4**
3 + 3 = **6**	8+5=**13**	22÷2=**11**
9+5=**14**	4×3=**12**	7×4=**28**
1 2 - 7 = **5**	23-2=**21**	2+20=**22**
16÷2=**8**	36÷4=**9**	1 2 - 5 = **7**
2 + 16 = **5** + 13	14-**10**=13-9	
18-9 = 14-**5**	10+**14**=4+20	
1 1 - 9 = 5 - **3**	18 + 4 = 9 + 13	
11 - 2 = 5 + 4	25-3 = 18+**4**	
6 + 7 = 2 2 - 9	5 × 4 = 2 × **10**	
16×16=4×8	2 4 + **4** = 3 0 - 2	
12÷3=17-**13**	6 + 2 = **2** × 4	

계산 문제 정답표

158페이지 해답 ▼

17 - 8 = **9**	20+2=**22**	10÷2 = **5**
14÷2 = **7**	36÷6 = **6**	18-10=**8**
4 + 6 = **10**	24÷8 = **3**	9 - 4 = **5**
9×6 = **54**	10-7 = **3**	17+6=**23**
22-3=**19**	7 + 4 = **11**	9 + 7 = **16**
8×4 = **32**	12×4=**48**	8 - 2 = **6**
77÷7=**11**	13+17=**30**	9×7 = **63**
5 + 3 = **8**	4 - 2 = **2**	18÷9 = **2**
16 - 7 = **9**	11+8=**19**	17+4=**21**
13 - 7 = 9 - **3**		11 - **3** = 16 - 8
6 + 20 = 30 - 4		12 - 7 = **2** + 3
15 + 4 = 25 - **6**		10+11=**2**+19
8 - **5** = 11 - 8		**5** + 14 = 11 + 8
12 + **9** = 15 + 6		3 × 15 = 5 × **9**
22 - 7 = **8** + 7		**2** × 18 = 3 × 12
4 × 9 = 6 × **6**		3 × 5 = 7 + **8**

159페이지 해답 ▼

7×6 = **42**	21-3=**18**	16+14=**30**
16 - 7 = **9**	30÷3=**10**	17-12=**5**
45÷9 = **5**	2 + 5 = **7**	8×3 = **24**
4 × 2 = **8**	18 - 9 = **9**	20+7=**27**
13+8=**21**	8 × 2 = **16**	18÷3 = **6**
24-9=**15**	9 + 7 = **16**	19-8=**11**
36÷6 = **6**	11+7=**18**	5×5 = **25**
6 + 4 = **10**	15-11=**4**	4 + 4 = **8**
10+5=**15**	42÷6 = **7**	24÷4 = **6**
6 × 3 = **9** × 2		11 - 3 = **3** + 5
20 + **3** = 25 - 2		14 + **2** = 20 - 4
11 - 8 = **7** - 4		28+2=18+**12**
10 - **6** = 12 - 8		6 × 8 = 4 × **12**
20 + 5 = 30 - 5		7 + **14** = 6 + 15
12 - 11 = 8 - **7**		**17** + 6 = 13 + 10
24 ÷ **3** = 2 × 4		14 + 7 = 12 + **9**

161페이지 해답 ▼

$7 \times 7 = 49$	$18-7 = 11$	$9 \times 3 = 27$
$14-10 = 4$	$33 \div 3 = 11$	$18-12 = 6$
$2+8 = 10$	$40 \div 8 = 5$	$56 \div 7 = 8$
$64 \div 8 = 8$	$6 \times 4 = 24$	$5+5 = 10$
$21 \div 3 = 7$	$9-7 = 2$	$4 \times 6 = 24$
$20+4 = 24$	$7+9 = 16$	$6+9 = 15$
$9-2 = 7$	$8+7 = 15$	$18-9 = 9$
$3 \times 5 = 15$	$21-2 = 19$	$24 \div 3 = 8$
$3+18 = 21$	$10+5 = 15$	$11 \times 7 = 77$

$11+5 = \mathbf{4}+12$ $1\mathbf{5}-4 = 2+9$

$8+\mathbf{6} = 7 \times 2$ $18-10 = \mathbf{10}-2$

$4+7 = 20-\mathbf{9}$ $5+12 = 21-\mathbf{4}$

$20-\mathbf{11} = 14-5$ $4 \times 7 = \mathbf{14} \times 2$

$24-12 = 9+\mathbf{3}$ $11+\mathbf{18} = 8+21$

$12-7 = 3+2$ $\mathbf{10}+7 = 2+15$

$3+18 = \mathbf{7}+14$ $12 \times 2 = 3 \times \mathbf{8}$

163페이지 해답 ▼

$11+4 = 15$	$5+7 = 12$	$9 \times 4 = 36$
$3+6 = 9$	$4 \times 4 = 16$	$15 \div 5 = 3$
$16-11 = 5$	$2+3 = 5$	$6-3 = 3$
$2 \times 7 = 14$	$16 \div 4 = 4$	$5+7 = 12$
$50 \div 5 = 10$	$19-4 = 15$	$4 \times 8 = 32$
$9+8 = 17$	$7+5 = 12$	$42 \div 7 = 6$
$36 \div 9 = 4$	$12-10 = 2$	$18+6 = 24$
$8 \times 5 = 40$	$35 \div 7 = 5$	$25-5 = 20$
$10-3 = 7$	$8+9 = 17$	$25 \times 2 = 50$

$14+10 = 30-\mathbf{6}$ $1\mathbf{2} \times 3 = 4 \times 9$

$\mathbf{6}+15 = 7+14$ $9+20 = 37-\mathbf{8}$

$18-6 = \mathbf{10}+2$ $9+5 = \mathbf{8}+6$

$\mathbf{5}+14 = 8+11$ $15-4 = 21-\mathbf{10}$

$3 \times \mathbf{21} = 7 \times 9$ $\mathbf{9}-8 = 3-2$

$14-\mathbf{5} = 3+6$ $26-4 = \mathbf{5}+17$

$54 \div 6 = 2+7$ $12+7 = 24-\mathbf{5}$

166페이지 해답 ▼

$54 \div 6 = 9$	$5 \times 2 = 10$	$28 \div 7 = 4$
$18 - 4 = 14$	$23 - 11 = 12$	$24 - 15 = 9$
$7 \times 4 = 28$	$4 + 2 = 6$	$6 \times 7 = 42$
$3 \times 8 = 24$	$9 + 8 = 17$	$80 \div 8 = 10$
$6 + 9 = 15$	$7 + 8 = 15$	$23 - 7 = 16$
$81 \div 9 = 9$	$10 - 2 = 8$	$20 + 5 = 25$
$4 + 2 = 6$	$8 \times 6 = 48$	$4 \times 5 = 20$
$19 - 10 = 9$	$15 + 13 = 28$	$18 - 11 = 7$
$11 + 9 = 20$	$56 \div 8 = 7$	$22 \times 2 = 44$
$26 - 6 = 16 + 4$	$5 - 4 = 10 - 9$	
$20 - 14 = 8 - 2$	$2 \times 20 = 4 \times 10$	
$17 + 7 = 35 - 11$	$25 \div 5 = 10 \div 2$	
$10 + 9 = 23 - 4$	$13 + 4 = 22 - 5$	
$6 \div 2 = 15 \div 5$	$6 + 10 = 7 + 9$	
$3 + 26 = 9 + 20$	$4 \times 7 = 14 \times 2$	
$42 \div 2 = 3 \times 7$	$32 \div 4 = 18 + 10$	

167페이지 해답 ▼

$6 \times 7 = 42$	$18 \div 6 = 3$	$9 - 5 = 4$
$19 - 12 = 7$	$12 + 2 = 14$	$18 \div 2 = 9$
$24 \div 4 = 6$	$6 \times 5 = 30$	$6 + 6 = 12$
$20 \div 5 = 4$	$32 \div 4 = 8$	$14 + 11 = 25$
$5 + 8 = 13$	$8 + 5 = 13$	$49 \div 7 = 7$
$17 - 6 = 11$	$9 - 7 = 2$	$9 \times 8 = 72$
$8 \times 2 = 16$	$2 \times 8 = 16$	$24 - 17 = 7$
$9 + 6 = 15$	$7 + 7 = 14$	$20 + 6 = 26$
$3 \times 9 = 27$	$3 + 5 = 8$	$24 \times 2 = 48$
$10 \times 3 = 6 \times 5$	$24 \div 6 = 12 \div 3$	
$14 - 2 = 10 + 2$	$4 + 23 = 31 - 4$	
$8 + 10 = 3 + 15$	$36 \div 4 = 18 \div 2$	
$18 - 9 = 19 - 10$	$5 + 5 = 6 + 4$	
$6 \times 12 = 8 \times 9$	$20 - 13 = 11 - 4$	
$2 + 7 = 19 - 10$	$18 - 4 = 4 + 10$	
$3 \times 9 = 18 + 9$	$16 \div 2 = 3 + 5$	

170페이지 해답 ▼

$17+9=26$	$6\times6=36$	$24-8=16$
$14-6=8$	$32\div8=4$	$9+4=13$
$12\div3=4$	$8+4=12$	$8\div2=4$
$30\div6=5$	$13+8=21$	$7\times8=56$
$8\times7=56$	$7\times5=35$	$2\times2=4$
$22-9=13$	$2+9=11$	$54\div6=9$
$9\times2=18$	$21+3=24$	$16+9=25$
$3+5=8$	$13-8=5$	$17-6=11$
$7\times6=42$	$72\div9=8$	$12\times3=36$
$8\times4=16\times2$		$2+10=9+3$
$6+13=11+8$		$4\times9=6\times6$
$29-9=3+17$		$36\div6=12\div2$
$6-2=2+2$		$3+11=17-3$
$9\div3=12\div4$		$13+5=20-2$
$15-7=12-4$		$27-4=30-7$
$5\times4=14+6$		$13+8=6+15$

171페이지 해답 ▼

$16\div8=2$	$10-5=5$	$20-10=10$
$12-7=5$	$40\div4=10$	$9\div3=3$
$13\times3=39$	$15+9=24$	$7-4=3$
$20+8=28$	$4+6=10$	$16+5=21$
$36\div9=4$	$7\times5=35$	$40\div5=8$
$30\times2=60$	$72\div8=9$	$5+5=10$
$21-9=12$	$21+3=24$	$3\times6=18$
$8-2=6$	$23-8=15$	$11-8=3$
$6\times8=48$	$8+7=15$	$18+12=30$
$10\div5=14\div7$		$2+19=9+12$
$8+16=21+3$		$30-7=2+21$
$19-4=8+7$		$6\times8=2\times24$
$9+4=17-4$		$12+12=26-2$
$16\div2=40\div5$		$19-6=20-7$
$15-7=13-5$		$4\times6=3\times8$
$18\div3=14-8$		$17+6=12+11$

계산 문제 정답표

23일(회)　　월　　일

174페이지 해답 ▼

$22 \times 4 = \mathbf{88}$　　$2 + 9 = \mathbf{11}$　　$11 - 9 = \mathbf{2}$

$11 + 9 = \mathbf{20}$　　$30 \div 5 = \mathbf{6}$　　$8 \times 8 = \mathbf{64}$

$60 \div 6 = \mathbf{10}$　　$4 \times 6 = \mathbf{24}$　　$18 + 2 = \mathbf{20}$

$13 - 9 = \mathbf{4}$　　$9 - 5 = \mathbf{4}$　　$6 \div 2 = \mathbf{3}$

$22 + 5 = \mathbf{27}$　　$7 \times 3 = \mathbf{21}$　　$17 + 8 = \mathbf{25}$

$4 \times 8 = \mathbf{32}$　　$27 - 12 = \mathbf{15}$　　$25 - 9 = \mathbf{16}$

$12 \div 4 = \mathbf{3}$　　$6 + 2 = \mathbf{8}$　　$54 \div 9 = \mathbf{6}$

$10 + 2 = \mathbf{12}$　　$16 + 4 = \mathbf{20}$　　$2 \times 3 = \mathbf{6}$

$28 - 9 = \mathbf{19}$　　$8 \div 4 = \mathbf{2}$　　$19 + 11 = \mathbf{30}$

$\mathbf{18} - 10 = 17 - 9$　　$24 - \mathbf{2} = 19 + 3$

$2 + 22 = 28 - \mathbf{4}$　　$4 + 16 = 13 + \mathbf{7}$

$4 + \mathbf{7} = 21 - 10$　　$2 \times 10 = \mathbf{4} \times 5$

$21 + 5 = \mathbf{23} + 3$　　$\mathbf{7} - 2 = 10 - 5$

$\mathbf{9} \times 4 = 6 \times 6$　　$16 - 2 = \mathbf{3} + 11$

$6 \div 3 = \mathbf{10} \div 5$　　$64 \div 8 = 48 \div \mathbf{6}$

$17 - \mathbf{9} = 2 + 6$　　$15 + 9 = \mathbf{2} \times 12$

175페이지 해답 ▼

$13 + 8 = \mathbf{21}$　　$18 - 7 = \mathbf{11}$　　$28 - 9 = \mathbf{19}$

$9 \times 5 = \mathbf{45}$　　$7 + 3 = \mathbf{10}$　　$3 \times 2 = \mathbf{6}$

$12 \times 2 = \mathbf{24}$　　$8 \times 9 = \mathbf{72}$　　$28 \div 4 = \mathbf{7}$

$14 - 5 = \mathbf{9}$　　$6 + 5 = \mathbf{11}$　　$4 + 4 = \mathbf{8}$

$8 - 4 = \mathbf{4}$　　$20 \div 4 = \mathbf{5}$　　$20 \div 2 = \mathbf{10}$

$11 + 7 = \mathbf{18}$　　$9 + 9 = \mathbf{18}$　　$5 \times 6 = \mathbf{30}$

$3 + 8 = \mathbf{11}$　　$25 - 9 = \mathbf{16}$　　$24 + 7 = \mathbf{31}$

$6 \times 7 = \mathbf{42}$　　$66 \div 6 = \mathbf{11}$　　$17 - 8 = \mathbf{9}$

$80 \div 8 = \mathbf{10}$　　$19 - 8 = \mathbf{11}$　　$50 \times 2 = \mathbf{100}$

$16 \times 3 = \mathbf{8} \times 6$　　$18 + \mathbf{2} = 22 - 2$

$40 \div 8 = 15 \div \mathbf{3}$　　$12 - \mathbf{5} = 14 - 7$

$19 - 6 = 4 + \mathbf{9}$　　$8 + 9 = \mathbf{5} + 12$

$6 + \mathbf{3} = 4 + 5$　　$\mathbf{12} - 8 = 7 - 3$

$\mathbf{12} \div 6 = 8 \div 4$　　$7 \times 6 = 3 \times \mathbf{14}$

$22 - 8 = \mathbf{10} + 4$　　$8 + 14 = \mathbf{20} + 2$

$36 \div \mathbf{6} = 12 - 6$　　$\mathbf{12} + 12 = 3 \times 8$

24일(회)　월　　일

178페이지 해답 ▼

$12 \div 2 = 6$　　$5 \times 9 = 45$　　$36 \div 4 = 9$

$7 \times 8 = 56$　　$14+14=28$　　$18-4=14$

$23-5=18$　　$3 + 3 = 6$　　$7 \times 5 = 35$

$55 \div 5 = 11$　　$15+2=17$　　$10+9=19$

$13+6=19$　　$63 \div 7 = 9$　　$5 - 2 = 3$

$8 + 8 = 16$　　$18-8=10$　　$17 \times 3 = 51$

$27-9=18$　　$7 \times 7 = 49$　　$22-6=16$

$4 + 9 = 13$　　$90 \div 9 = 10$　　$36 \div 4 = 9$

$5 \times 3 = 15$　　$2 + 5 = 7$　　$27+13=40$

$30 \div 6 = 10 \div 2$　　$4 \times 6 = 3 \times 8$

$18 - 3 = 21 - 6$　　$12 + 7 = 3 + 16$

$10 - 4 = 8 - 2$　　$6 \times 9 = 3 \times 18$

$2 + 5 = 3 + 4$　　$18 - 12 = 9 - 3$

$21 - 3 = 4 + 14$　　$49 \div 7 = 14 \div 2$

$14 - 7 = 3 + 4$　　$19 - 6 = 5 + 8$

$16 \times 2 = 4 \times 8$　　$24 \div 3 = 12 - 4$

179페이지 해답 ▼

$5 \times 7 = 35$　　$10 \div 2 = 5$　　$6 \times 9 = 54$

$33 \div 3 = 11$　　$7 \times 4 = 28$　　$16 \div 2 = 8$

$21-7=14$　　$12+3=15$　　$10+7=17$

$9 \times 3 = 27$　　$54 \div 6 = 9$　　$3 \times 4 = 12$

$40 \div 8 = 5$　　$2 \times 6 = 12$　　$16+8=24$

$8 + 6 = 14$　　$10+10=20$　　$14 \div 2 = 7$

$13 - 9 = 4$　　$56 \div 8 = 7$　　$28-8=20$

$14+8=22$　　$24-9=15$　　$54 \div 9 = 6$

$6 \times 6 = 36$　　$16+7=23$　　$13 \times 3 = 39$

$18 + 7 = 19 + 6$　　$7 + 3 = 2 + 8$

$9 - 5 = 10 - 6$　　$10 - 7 = 12 - 9$

$4 + 18 = 25 - 3$　　$30 \div 5 = 12 \div 2$

$8 \times 7 = 4 \times 14$　　$3 + 21 = 29 - 5$

$16 \div 4 = 20 \div 5$　　$6 \times 7 = 2 \times 21$

$20 - 3 = 14 + 3$　　$27 - 6 = 8 + 13$

$4 \times 12 = 6 \times 8$　　$42 \div 7 = 13 - 7$

235

계산 문제 정답표

25일(회) 월   일

184페이지 해답 ▼

6 3 ÷ 7 = **9**	27-13=**14**	13+2=**15**
1 1 − 3 = **8**	3 2 ÷ 4 = **8**	25−7=**18**
4 × 6 = **2 4**	8 + 2 = **1 0**	8 × 4 = **3 2**
17+8=**25**	8 × 9 = **7 2**	42÷2=**21**
4 8 ÷ 8 = **6**	26+13=**39**	7 + 6 = **1 3**
18+9=**27**	1 5 − 7 = **8**	1 6 − 9 = **7**
6 − 4 = **2**	10+4=**14**	3 5 ÷ 5 = **7**
7 × 9 = **6 3**	5 4 ÷ 6 = **9**	11×3=**33**
5 + 7 = **1 2**	22-8=**14**	15+20=**35**
20 + 4 = **2** + 2 2		10-5=16-11
15 + 2 = **19** − 2		8 × 6 = **3** × 1 6
1 1 − 2 = 5 + 4		4 × **4** = 8 × 2
14 − **2** = 18 − 6		2 8 − 7 = 2 5 − **4**
20 ÷ 4 = 3 5 ÷ 7		12+**17**=35−6
18 ÷ 2 = 6 3 ÷ 7		**4** + 1 1 = 6 + 9
9 + 9 = 2 3 − **5**		4 × 6 = 1 7 + **7**

185페이지 해답 ▼

1 3 − 4 = **9**	6 × 9 = **5 4**	24+17=**41**
4 5 ÷ 5 = **9**	2 8 ÷ 7 = **4**	2 0 ÷ 5 = **4**
6×13=**78**	21−4=**17**	5 × 3 = **1 5**
40×2=**80**	15+18=**33**	1 2 − 3 = **9**
14×2=**28**	12×5=**60**	3 6 ÷ 9 = **4**
1 8 ÷ 3 = **6**	12+18=**30**	26−17=**9**
17+14=**31**	6 4 ÷ 8 = **8**	9 + 8 = **1 7**
3 × 7 = **2 1**	7 + 9 = **1 6**	6 × 8 = **4 8**
25−8=**17**	13+8=**21**	10+6=**16**
6 + **1 5** = 2 9 − 8		21+23=57−**13**
17 − 2 = **3** + 12		9 × 3 = **1 8** + 9
10×4=**20**×2		**10**+11=5+16
2 9 − 6 = 16 + 7		4 5 ÷ **5** = 7 2 ÷ 8
19 − 2 = 2 0 − **3**		**2 3** − 4 = 2 7 − 8
2 1 ÷ **3** = 1 4 ÷ 2		5 + 17 = **7** + 15
5 × 8 = 2 7 + **1 3**		3 0 ÷ **6** = 1 2 − 7

치매 완전 정복

236

26일(회)   월   일

188페이지 해답 ▼

$28 \div 4 = 7$	$29-13=16$	$12 \div 6 = 2$
$24-17=7$	$45 \div 5 = 9$	$27-15=12$
$12+19=31$	$10+8=18$	$5 \times 9 = 45$
$13 \times 3=39$	$35 \div 7 = 5$	$44 \div 4=11$
$16+20=36$	$6 \times 5 = 30$	$18 \times 3=54$
$8 \times 9 = 72$	$24+19=43$	$21-10=11$
$21-8=13$	$24-7=17$	$19+23=42$
$49 \div 7 = 7$	$27+12=39$	$63 \div 7 = 9$
$15+19=34$	$15-6=9$	$11 \times 2=22$
$19+13=56-24$	$18 \div 3 = 3 \times 2$	
$18+17=25+10$	$10+13=26-3$	
$25+3=20+8$	$28-9=25-6$	
$9-6=10-7$	$9+15=28-4$	
$2 \times 28 = 7 \times 8$	$30-6=4+20$	
$4 \times 2 = 40 \div 5$	$30 \div 3=70 \div 7$	
$21-7=2 \times 7$	$4 \times 8 = 23+9$	

189페이지 해답 ▼

$7 \times 5 = 35$	$40 \div 4=10$	$20-9=11$
$18 \div 9 = 2$	$25+14=39$	$18+23=41$
$21+13=35$	$12 \times 7=84$	$6 \times 6 = 36$
$29-16=13$	$10-6 = 4$	$12+8=20$
$16+8=24$	$15-4=11$	$5 \times 12=60$
$24-15=9$	$19+12=31$	$42 \div 6 = 7$
$16 \div 2 = 8$	$18 \div 6 = 3$	$14 \times 3=42$
$12 \times 4=48$	$11 \times 8=88$	$39 \div 3=13$
$24+19=43$	$37-14=23$	$13+12=25$
$12 \div 3 = 2 \times 2$	$24 \div 8 = 6 \div 2$	
$12+26=23+15$	$15+3 = 9+9$	
$8-5=20-17$	$10-4=19-13$	
$21+9=35-5$	$5 \times 3 = 30 \div 2$	
$4 \times 16 = 32 \times 2$	$30-10=14+6$	
$28-6=13+9$	$29-5=7+17$	
$48 \div 6 = 2+6$	$6 \times 6 = 2 \times 18$	

계산 문제 정답표

27일(회)   월   일

192페이지 해답 ▼

$5 + 4 = 9$	$10 - 8 = 2$	$14 \times 4 = 56$
$17 \times 2 = 34$	$30 \div 3 = 10$	$27 \div 3 = 9$
$19 - 4 = 15$	$27 \times 2 = 54$	$25 - 6 = 19$
$35 \div 5 = 7$	$21 + 17 = 38$	$8 + 4 = 12$
$3 \times 14 = 42$	$22 - 7 = 15$	$5 \times 7 = 35$
$17 + 11 = 28$	$6 + 2 = 8$	$48 \div 6 = 8$
$16 + 6 = 22$	$10 + 8 = 18$	$17 - 3 = 14$
$14 \div 7 = 2$	$25 - 13 = 12$	$24 + 13 = 37$
$26 - 17 = 9$	$21 \div 7 = 3$	$44 \times 2 = 88$

$22 + 7 = 15 + 14$ $36 \div 2 = 9 \times 2$

$12 \div 2 = 18 \div 3$ $6 \times 2 = 24 \div 2$

$13 + 7 = 24 - 4$ $5 + 11 = 8 + 8$

$30 - 13 = 9 + 8$ $8 + 7 = 27 - 12$

$9 \times 6 = 2 \times 27$ $24 + 13 = 48 - 11$

$17 - 4 = 25 - 12$ $11 - 7 = 18 - 14$

$18 + 14 = 7 + 25$ $48 \div 8 = 12 - 6$

193페이지 해답 ▼

$42 \div 7 = 6$	$12 \times 6 = 72$	$26 + 12 = 38$
$17 \times 4 = 68$	$24 + 19 = 43$	$20 \div 2 = 10$
$17 - 7 = 10$	$30 \div 5 = 6$	$9 \times 4 = 36$
$13 \times 5 = 65$	$13 - 3 = 10$	$36 \div 6 = 6$
$28 \div 4 = 7$	$29 - 17 = 12$	$25 - 14 = 11$
$29 - 14 = 15$	$6 + 8 = 14$	$8 \times 7 = 56$
$9 \times 6 = 54$	$9 \div 3 = 3$	$7 + 7 = 14$
$18 + 8 = 26$	$20 \times 4 = 80$	$16 - 5 = 11$
$17 + 14 = 31$	$26 + 15 = 41$	$17 + 17 = 34$

$30 - 6 = 26 - 2$ $13 - 4 = 14 - 5$

$3 + 12 = 8 + 7$ $40 \div 4 = 5 \times 2$

$21 + 8 = 4 + 25$ $15 \div 5 = 18 \div 6$

$18 - 7 = 24 - 13$ $26 - 4 = 9 + 13$

$30 \div 5 = 2 \times 3$ $9 \times 8 = 3 \times 24$

$18 - 2 = 2 + 14$ $16 - 8 = 4 + 4$

$3 \times 7 = 12 + 9$ $40 \div 5 = 2 \times 4$

28일(회)　월　　일

196페이지 해답 ▼

14+15=**29**　32-17=**15**　5 6 ÷ 7 = **8**

11×5=**55**　13×5=**65**　23-9=**14**

70÷7=**10**　13+7=**20**　8 × 2 = **16**

18-6=**12**　27-16=**11**　32+13=**45**

8 × 6 = **4 8**　21+4=**25**　19+7=**26**

19+14=**33**　28+13=**41**　42÷3=**14**

2 1 ÷ 3 = **7**　19-10=**9**　26-7=**19**

29-17=**12**　17×4=**68**　24+18=**42**

14×3=**42**　4 8 ÷ 8 = **6**　33×3=**99**

14+7 = **19**+2　17-8 = 15-**6**

29-4=14+**11**　8-4 = **14**-10

23-**2**=10+11　4 × 4 = **3 2** ÷ 2

2 3 + 3 = 2 8 - **2**　2 8 ÷ **7** = 2 × 2

15×2=3×10　14+2=**4**+12

2 8 ÷ 7 = 8 ÷ 2　**35**+4=26+13

4 × 6 = 1 7 + **7**　5 × **7** = 2 4 + 11

197페이지 해답 ▼

80÷8=**10**　21-7=**14**　7 × 8 = **5 6**

4×13=**52**　40÷5 = **8**　3 6 ÷ 6 = **6**

26-7=**19**　24+8=**32**　15+6=**21**

9 + 4 = **1 3**　25+14=**39**　1 2 - 9 = **3**

2 8 ÷ 4 = **7**　8 - 6 = **2**　7 2 ÷ 9 = **8**

27+15=**42**　12×4=**48**　25-12=**13**

9 × 5 = **4 5**　1 7 - 9 = **8**　11×4=**44**

1 1 - 5 = **6**　2×19=**38**　22+13=**35**

20+7=**27**　66÷2=**33**　3 × 8 = **2 4**

1 0 + 3 = 9 + 4　18 + **5** = 2 6 - 3

11+11=28-6　**2 1** ÷ 7 = 6 ÷ 2

19-4=**5**+10　**1 4** × 2 = 4 × 7

1 6 ÷ 2 = 2 × **4**　9 + 7 = 10 + **6**

14-6 = **10**-2　**2 2** - 5 = 1 9 - 2

7 × **3** = 6 3 ÷ 3　16+7=13+**10**

26-13=19-**6**　4 × **3** = 2 × 6

239

계산 문제 정답표

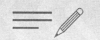

29일(회)　월　　일

200페이지 해답 ▼

12+5=**17**	24÷4=**6**	9×9=**81**
13×2=**26**	11×5=**55**	33÷3=**11**
35÷5=**7**	26-15=**11**	4×14=**56**
14+18=**32**	19+6=**25**	24-8=**16**
9+5=**14**	54÷6=**9**	14×3=**42**
3×22=**66**	27+8=**35**	12÷2=**6**
26+14=**40**	10-4=**6**	17+2=**19**
54÷9=**6**	7×8=**56**	15+11=**26**
14×4=**56**	14+17=**31**	36÷4=**9**
21-5=32-**16**		9+8=**6**+11
16+**10**=19+7		80÷4=5×**4**
7×8=2×28		**3**+21=5+19
4+15=**13**+6		27-**2**=23+2
12÷2=24÷**4**		45÷5=**3**×3
8+8=**1**8-2		3+**12**=17-2
28÷**7**=13-9		18-4=7+**7**

201페이지 해답 ▼

19+13=**32**	81÷9=**9**	14-8=**22**
19+20=**39**	31-12=**19**	7×3=**21**
28÷2=**14**	9+7=**16**	63÷9=**7**
26÷2=**13**	15+5=**20**	21+12=**33**
14+17=**31**	4×6=**24**	16×2=**32**
3×16=**48**	22÷2=**11**	23-6=**17**
24-13=**11**	19-8=**11**	10÷5=**2**
30÷6=**5**	8×5=**40**	28-15=**13**
26+7=**33**	22+7=**29**	11+19=**30**
17+**3**=23-3		**4**+6=13-3
8×8=4×16		4×3=60÷5
15-6=17-**8**		18-11=14-**7**
18-**10**=15-7		13+8=10+**11**
10+8=**9**+9		24+**5**=21+8
50÷5=20÷2		48÷8=**3**×2
3×9=19+**8**		**12**+14=28-2

치매 완전 정복　　240

30일(회)　월　　일

204페이지 해답 ▼

$8 \times 8 = \mathbf{64}$	$46 \div 2 = \mathbf{23}$	$27 - 13 = \mathbf{14}$
$17 + 3 = \mathbf{20}$	$27 - 12 = \mathbf{15}$	$19 + 12 = \mathbf{31}$
$19 - 14 = \mathbf{5}$	$24 \div 8 = \mathbf{3}$	$33 \times 2 = \mathbf{66}$
$8 + 8 = \mathbf{16}$	$23 + 8 = \mathbf{31}$	$12 \times 6 = \mathbf{72}$
$3 \times 18 = \mathbf{54}$	$77 \div 7 = \mathbf{11}$	$14 + 4 = \mathbf{18}$
$14 + 18 = \mathbf{32}$	$5 \times 6 = \mathbf{30}$	$18 \div 2 = \mathbf{9}$
$22 - 5 = \mathbf{17}$	$15 + 12 = \mathbf{27}$	$45 \div 9 = \mathbf{5}$
$25 \div 5 = \mathbf{5}$	$18 - 7 = \mathbf{11}$	$17 - 5 = \mathbf{12}$
$14 - 7 = \mathbf{7}$	$23 + 14 = \mathbf{37}$	$11 \times 6 = \mathbf{66}$
$\mathbf{8} \div 2 = 3 2 \div 8$		$9 + 3 = 8 + \mathbf{4}$
$60 \div 4 = 3 \times \mathbf{5}$		$18 + 9 = \mathbf{3} 4 - 7$
$7 + \mathbf{22} = 13 + 16$		$17 - \mathbf{4} = 8 + 5$
$9 + 15 = 30 - \mathbf{6}$		$8 - 5 = 9 - \mathbf{6}$
$7 \times 2 = \mathbf{2} 8 \div 2$		$\mathbf{4} \times 1 8 = 8 \times 9$
$20 - 4 = \mathbf{10} + 6$		$24 - 7 = \mathbf{2} 3 - 6$
$16 \div \mathbf{2} = 1 7 - 9$		$4 \times \mathbf{7} = 1 4 \times 2$

205페이지 해답 ▼

$15 + 9 = \mathbf{24}$	$60 \div 6 = \mathbf{10}$	$22 - 4 = \mathbf{18}$
$7 \times 6 = \mathbf{42}$	$13 + 19 = \mathbf{32}$	$7 \times 8 = \mathbf{56}$
$16 \div 8 = \mathbf{2}$	$27 - 8 = \mathbf{19}$	$24 \div 6 = \mathbf{4}$
$24 - 5 = \mathbf{19}$	$17 \times 3 = \mathbf{51}$	$16 + 2 = \mathbf{18}$
$27 \div 3 = \mathbf{9}$	$27 - 12 = \mathbf{15}$	$72 \div 8 = \mathbf{9}$
$18 + 8 = \mathbf{26}$	$36 - 24 = \mathbf{12}$	$11 - 7 = \mathbf{4}$
$3 \times 14 = \mathbf{42}$	$24 + 17 = \mathbf{41}$	$9 \times 7 = \mathbf{63}$
$12 + 7 = \mathbf{19}$	$16 - 8 = \mathbf{8}$	$24 + 9 = \mathbf{33}$
$28 - 16 = \mathbf{12}$	$5 \times 6 = \mathbf{30}$	$12 \times 5 = \mathbf{60}$
$84 \div 4 = 3 \times \mathbf{7}$		$18 - 3 = 9 + \mathbf{6}$
$14 + 11 = \mathbf{2} 9 - 4$		$21 - \mathbf{8} = 1 7 - 4$
$24 - \mathbf{8} = 9 + 7$		$27 - \mathbf{11} = 19 - 3$
$15 + 5 = 18 + \mathbf{2}$		$\mathbf{16} \div 2 = 2 4 \div 3$
$5 \times \mathbf{5} = 5 0 \div 2$		$\mathbf{9} \times 9 = 3 \times 2 7$
$3 + 21 = 9 + 15$		$18 - 2 = \mathbf{6} + 10$
$18 + 14 = 12 + \mathbf{20}$		$56 \div \mathbf{7} = 2 + 6$

계산 문제 정답표

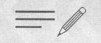

추리 문제 정답표

◀ 82페이지 해답

3	1	4	2	5
1	4	2	5	3
4	2	5	3	1
2	5	3	1	4
5	3	1	4	2

1	3	7	5	2	6	4
5	7	4	2	6	3	1
7	2	6	4	1	5	3
3	5	2	7	4	1	6
6	1	5	3	7	4	2
4	6	3	1	5	2	7
2	4	1	6	3	7	5

2	5	3	1	4
5	3	1	4	2
3	1	4	2	5
1	4	2	5	3
4	2	5	3	1

7	2	4	6	3	1	5
3	5	7	2	6	4	1
1	3	5	7	4	2	6
5	7	2	4	1	6	3
2	4	6	1	5	3	7
4	6	1	3	7	5	2
6	1	3	5	2	7	4

2	4	1	5	3
4	1	3	2	5
1	3	5	4	2
3	5	2	1	4
5	2	4	3	1

86페이지 해답 ▶

3	1	5	2	4
5	3	2	4	1
1	4	3	5	2
4	2	1	3	5
2	5	4	1	3

3	7	5	1	4	2	6
1	5	3	6	2	7	4
6	3	1	4	7	5	2
4	1	6	2	5	3	7
7	4	2	5	1	6	3
2	6	4	7	3	1	5
5	2	7	3	6	4	1

1	4	2	5	3
4	2	5	3	1
2	5	3	1	4
5	3	1	4	2
3	1	4	2	5

5	7	2	4	6	3	1
2	4	6	1	3	7	5
7	2	4	6	1	5	3
4	6	1	3	5	2	7
1	3	5	7	2	6	4
6	1	3	5	7	4	2
3	5	7	2	4	1	6

5	2	4	1	3
2	4	1	3	5
4	1	3	5	2
1	3	5	2	4
3	5	2	4	1

◀ 90페이지 해답

3	5	1	4	2
1	3	4	2	5
4	1	2	5	3
2	4	5	3	1
5	2	3	1	4

2	7	4	6	1	3	5
5	3	7	2	4	6	1
7	5	2	4	6	1	3
3	1	5	7	2	4	6
6	4	1	3	5	7	2
1	6	3	5	7	2	4
4	2	6	1	3	5	7

2	4	1	5	3
4	1	3	2	5
1	3	5	4	2
5	2	4	3	1
3	5	2	1	4

6	2	7	4	1	5	3
3	6	4	1	5	2	7
1	4	2	6	3	7	5
5	1	6	3	7	4	2
7	3	1	5	2	6	4
2	5	3	7	4	1	6
4	7	5	2	6	3	1

3	1	5	2	4
1	4	3	5	2
4	2	1	3	5
2	5	4	1	3
5	3	2	4	1

94페이지 해답 ▶

3	5	1	4	2
1	3	4	2	5
4	1	2	5	3
2	4	5	3	1
5	2	3	1	4

4	1	3	6	2	7	5
7	4	6	2	5	3	1
2	6	1	4	7	5	3
5	2	4	7	3	1	6
3	7	2	5	1	6	4
1	5	7	3	6	4	2
6	3	5	1	4	2	7

2	4	1	5	3
4	1	3	2	5
1	3	5	4	2
5	2	4	3	1
3	5	2	1	4

1	4	7	2	5	3	6
3	6	2	4	7	5	1
6	2	5	7	3	1	4
4	7	3	5	1	6	2
2	5	1	3	6	4	7
7	3	6	1	4	2	5
5	1	4	6	2	7	3

3	1	5	2	4
1	4	3	5	2
4	2	1	3	5
2	5	4	1	3
5	3	2	4	1

추리 문제 정답표

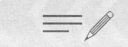

◀ 98페이지 해답

3	5	2	4	1
1	3	5	2	4
4	1	3	5	2
2	4	1	3	5
5	2	4	1	3

2	5	3	1	4
4	2	5	3	1
1	4	2	5	3
3	1	4	2	5
5	3	1	4	2

3	1	5	2	4
1	4	3	5	2
5	3	2	4	1
2	5	4	1	3
4	2	1	3	5

7	2	5	3	1	6	4
3	5	1	6	4	2	7
5	7	3	1	6	4	2
1	3	6	4	2	7	5
6	1	4	2	7	5	3
2	4	7	5	3	1	6
4	6	2	7	5	3	1

5	2	7	4	6	1	3
1	5	3	7	2	4	6
4	1	6	3	5	7	2
7	4	2	6	1	3	5
2	6	4	1	3	5	7
6	3	1	5	7	2	4
3	7	5	2	4	6	1

102페이지 해답 ▶

5	3	1	4	2
3	1	4	2	5
1	4	2	5	3
4	2	5	3	1
2	5	3	1	4

3	5	1	4	2
5	2	3	1	4
2	4	5	3	1
4	1	2	5	3
1	3	4	2	5

2	4	1	3	5
5	2	4	1	3
3	5	2	4	1
1	3	5	2	4
4	1	3	5	2

3	6	4	7	2	5	1
5	1	6	2	4	7	3
1	4	2	5	7	3	6
6	2	7	3	5	1	4
4	7	5	1	3	6	2
7	3	1	4	6	2	5
2	5	3	6	1	4	7

2	7	5	3	6	4	1
5	3	1	6	2	7	4
7	5	3	1	4	2	6
3	1	6	4	7	5	2
6	4	2	7	3	1	5
4	2	7	5	1	6	3
1	6	4	2	5	3	7

◀ 108페이지 해답

4	2	5	3	1
2	5	3	1	4
5	3	1	4	2
1	4	2	5	3
3	1	4	2	5

1	4	2	5	3
3	1	4	2	5
5	3	1	4	2
2	5	3	1	4
4	2	5	3	1

3	1	4	2	5
1	4	2	5	3
5	3	1	4	2
2	5	3	1	4
4	2	5	3	1

4	7	2	6	3	5	1
1	4	6	3	7	2	5
3	6	1	5	2	4	7
5	1	3	7	4	6	2
7	3	5	2	6	1	4
2	5	7	4	1	3	6
6	2	4	1	5	7	3

6	3	1	5	7	4	2
2	6	4	1	3	7	5
4	1	6	3	5	2	7
1	5	3	7	2	6	4
3	7	5	2	4	1	6
7	4	2	6	1	5	3
5	2	7	4	6	3	1

112페이지 해답 ▶

5	3	1	4	2
2	5	3	1	4
4	2	5	3	1
1	4	2	5	3
3	1	4	2	5

3	5	1	4	2
5	2	3	1	4
1	3	4	2	5
4	1	2	5	3
2	4	5	3	1

2	4	1	5	3
5	2	4	3	1
3	5	2	1	4
1	3	5	4	2
4	1	3	2	5

3	5	1	6	2	4	7
6	1	4	2	5	7	3
4	6	2	7	3	5	1
1	3	6	4	7	2	5
5	7	3	1	4	6	2
2	4	7	5	1	3	6
7	2	5	3	6	1	4

1	3	5	7	2	6	4
4	6	1	3	5	2	7
6	1	3	5	7	4	2
3	5	7	2	4	1	6
5	7	2	4	6	3	1
7	2	4	6	1	5	3
2	4	6	1	3	7	5

추리 문제 정답표

◀ 116페이지 해답

3	1	4	2	5
5	3	1	4	2
1	4	2	5	3
4	2	5	3	1
2	5	3	1	4

4	2	5	3	1
1	4	2	5	3
3	1	4	2	5
5	3	1	4	2
2	5	3	1	4

2	4	1	3	5
4	1	3	5	2
1	3	5	2	4
3	5	2	4	1
5	2	4	1	3

7	3	1	5	2	6	4
4	7	5	2	6	3	1
2	5	3	7	4	1	6
6	2	7	4	1	5	3
3	6	4	1	5	2	7
1	4	2	6	3	7	5
5	1	6	3	7	4	2

5	1	3	6	2	7	4
2	5	7	3	6	4	1
7	3	5	1	4	2	6
4	7	2	5	1	6	3
1	4	6	2	5	3	7
3	6	1	4	7	5	2
6	2	4	7	3	1	5

120페이지 해답 ▶

3	1	5	2	4
5	3	2	4	1
2	5	4	1	3
4	2	1	3	5
1	4	3	5	2

1	3	5	2	4
3	5	2	4	1
5	2	4	1	3
2	4	1	3	5
4	1	3	5	2

3	5	1	4	2
5	2	3	1	4
1	3	4	2	5
4	1	2	5	3
2	4	5	3	1

2	4	6	1	5	7	3
6	1	3	5	2	4	7
3	5	7	2	6	1	4
7	2	4	6	3	5	1
5	7	2	4	1	3	6
1	3	5	7	4	6	2
4	6	1	3	7	2	5

3	6	4	2	7	5	1
1	4	2	7	5	3	6
4	7	5	3	1	6	2
6	2	7	5	3	1	4
2	5	3	1	6	4	7
7	3	1	6	4	2	5
5	1	6	4	2	7	3

◀ 124페이지 해답

2	5	3	1	4
4	2	5	3	1
1	4	2	5	3
5	3	1	4	2
3	1	4	2	5

6	2	5	7	3	1	4
4	7	3	5	1	6	2
2	5	1	3	6	4	7
7	3	6	1	4	2	5
5	1	4	6	2	7	3
1	4	7	2	5	3	6
3	6	2	4	7	5	1

5	2	4	1	3
3	5	2	4	1
1	3	5	2	4
4	1	3	5	2
2	4	1	3	5

4	1	3	6	2	5	7
2	6	1	4	7	3	5
6	3	5	1	4	7	2
3	7	2	5	1	4	6
7	4	6	2	5	1	3
5	2	4	7	3	6	1
1	5	7	3	6	2	4

3	1	4	2	5
5	3	1	4	2
2	5	3	1	4
4	2	5	3	1
1	4	2	5	3

128페이지 해답 ▶

4	2	5	1	3
2	5	3	4	1
5	3	1	2	4
1	4	2	3	5
3	1	4	5	2

1	4	2	7	5	3	6
5	1	6	4	2	7	3
3	6	4	2	7	5	1
6	2	7	5	3	1	4
2	5	3	1	6	4	7
7	3	1	6	4	2	5
4	7	5	3	1	6	2

3	5	1	4	2
1	3	4	2	5
5	2	3	1	4
2	4	5	3	1
4	1	2	5	3

7	3	5	2	4	1	6
5	1	3	7	2	6	4
1	4	6	3	5	2	7
3	6	1	5	7	4	2
6	2	4	1	3	7	5
2	5	7	4	6	3	1
4	7	2	6	1	5	3

2	4	1	3	5
4	1	3	5	2
1	3	5	2	4
5	2	4	1	3
3	5	2	4	1

추리 문제 정답표

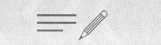

◀ 134페이지 해답

1	3	5	2	4
3	5	2	4	1
5	2	4	1	3
2	4	1	3	5
4	1	3	5	2

3	1	4	2	5
1	4	2	5	3
4	2	5	3	1
2	5	3	1	4
5	3	1	4	2

2	5	3	1	4
5	3	1	4	2
3	1	4	2	5
1	4	2	5	3
4	2	5	3	1

3	1	6	4	2	5	7
7	5	3	1	6	2	4
5	3	1	6	4	7	2
1	6	4	2	7	3	5
6	4	2	7	5	1	3
4	2	7	5	3	6	1
2	7	5	3	1	4	6

5	1	3	6	2	4	7
7	3	5	1	4	6	2
2	5	7	3	6	1	4
4	7	2	5	1	3	6
1	4	6	2	5	7	3
6	2	4	7	3	5	1
3	6	1	4	7	2	5

138페이지 해답 ▶

4	2	5	3	1
2	5	3	1	4
5	3	1	4	2
3	1	4	2	5
1	4	2	5	3

3	1	5	2	4
5	3	2	4	1
1	4	3	5	2
4	2	1	3	5
2	5	4	1	3

1	4	2	5	3
4	2	5	3	1
2	5	3	1	4
5	3	1	4	2
3	1	4	2	5

2	5	1	3	6	4	7
4	7	3	5	1	6	2
6	2	5	7	3	1	4
1	4	7	2	5	3	6
3	6	2	4	7	5	1
5	1	4	6	2	7	3
7	3	6	1	4	2	5

4	1	5	7	2	6	3
7	4	1	3	5	2	6
2	6	3	5	7	4	1
5	2	6	1	3	7	4
3	7	4	6	1	5	2
6	3	7	2	4	1	5
1	5	2	4	6	3	7

◀ 142페이지 해답

5	2	4	1	3
2	4	1	3	5
4	1	3	5	2
1	3	5	2	4
3	5	2	4	1

2	5	3	1	4
5	3	1	4	2
3	1	4	2	5
1	4	2	5	3
4	2	5	3	1

3	5	1	4	2
1	3	4	2	5
4	1	2	5	3
2	4	5	3	1
5	2	3	1	4

6	4	2	7	5	3	1
3	1	6	4	2	7	5
5	3	1	6	4	2	7
1	6	4	2	7	5	3
4	2	7	5	3	1	6
2	7	5	3	1	6	4
7	5	3	1	6	4	2

1	3	5	2	6	4	7
5	7	2	6	3	1	4
3	5	7	4	1	6	2
6	1	3	7	4	2	5
2	4	6	3	7	5	1
4	6	1	5	2	7	3
7	2	4	1	5	3	6

146페이지 해답 ▶

3	1	5	2	4
1	4	3	5	2
4	2	1	3	5
2	5	4	1	3
5	3	2	4	1

4	2	5	1	3
2	5	3	4	1
5	3	1	2	4
3	1	4	5	2
1	4	2	3	5

4	2	5	3	1
2	5	3	1	4
5	3	1	4	2
3	1	4	2	5
1	4	2	5	3

7	4	6	2	5	1	3
5	2	4	7	3	6	1
3	7	2	5	1	4	6
1	5	7	3	6	2	4
4	1	3	6	2	5	7
6	3	5	1	4	7	2
2	6	1	4	7	3	5

5	7	2	4	6	1	3
2	4	6	1	3	5	7
7	2	4	6	1	3	5
4	6	1	3	5	7	2
6	1	3	5	7	2	4
3	5	7	2	4	6	1
1	3	5	7	2	4	6

249

추리 문제 정답표

◀ 150페이지 해답

154페이지 해답 ▶

◀ 160페이지 해답

164페이지 해답 ▶

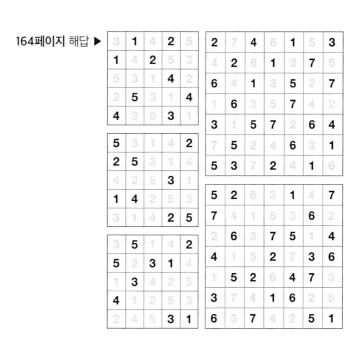

251

추리 문제 정답표

◀ 168페이지 해답

2	4	1	5	3
5	2	4	3	1
3	5	2	1	4
1	3	5	4	2
4	1	3	2	5

3	1	4	2	5
5	3	1	4	2
1	4	2	5	3
4	2	5	3	1
2	5	3	1	4

4	2	5	3	1
1	4	2	5	3
3	1	4	2	5
5	3	1	4	2
2	5	3	1	4

3	7	5	1	4	6	2
6	3	1	4	7	2	5
2	6	4	7	3	5	1
5	2	7	3	6	1	4
7	4	2	5	1	3	6
4	1	6	2	5	7	3
1	5	3	6	2	4	7

6	2	7	4	1	3	5
1	4	2	6	3	5	7
4	7	5	2	6	1	3
2	5	3	7	4	6	1
7	3	1	5	2	4	6
5	1	6	3	7	2	4
3	6	4	1	5	7	2

172페이지 해답 ▶

2	4	1	3	5
4	1	3	5	2
1	3	5	2	4
3	5	2	4	1
5	2	4	1	3

3	1	5	2	4
5	3	2	4	1
2	5	4	1	3
4	2	1	3	5
1	4	3	5	2

1	3	5	2	4
3	5	2	4	1
5	2	4	1	3
2	4	1	3	5
4	1	3	5	2

4	7	2	6	3	1	5
2	5	7	4	1	6	3
5	1	3	7	4	2	6
7	3	5	2	6	4	1
3	6	1	5	2	7	4
1	4	6	3	7	5	2
6	2	4	1	5	3	7

1	4	7	2	6	3	5
3	6	2	4	1	5	7
5	1	4	6	3	7	2
7	3	6	1	5	2	4
2	5	1	3	7	4	6
6	2	5	7	4	1	3
4	7	3	5	2	6	1

◀ 176페이지 해답

3	5	1	4	2
5	2	3	1	4
1	3	4	2	5
4	1	2	5	3
2	4	5	3	1

7	5	3	6	1	4	2
2	7	5	1	3	6	4
4	2	7	3	5	1	6
1	6	4	7	2	5	3
6	4	2	5	7	3	1
3	1	6	2	4	7	5
5	3	1	4	6	2	7

2	5	3	1	4
4	2	5	3	1
1	4	2	5	3
5	3	1	4	2
3	1	4	2	5

3	6	2	7	4	1	5
1	4	7	5	2	6	3
5	1	4	2	6	3	7
7	3	6	4	1	5	2
2	5	1	6	3	7	4
4	7	3	1	5	2	6
6	2	5	3	7	4	1

5	2	4	1	3
3	5	2	4	1
1	3	5	2	4
4	1	3	5	2
2	4	1	3	5

180페이지 해답 ▶

3	1	4	2	5
5	3	1	4	2
2	5	3	1	4
4	2	5	3	1
1	4	2	5	3

5	1	4	2	6	3	7
3	6	2	7	4	1	5
6	2	5	3	7	4	1
1	4	7	5	2	6	3
4	7	3	1	5	2	6
7	3	6	4	1	5	2
2	5	1	6	3	7	4

4	2	5	1	3
2	5	3	4	1
5	3	1	2	4
1	4	2	3	5
3	1	4	5	2

2	7	5	1	3	6	4
4	2	7	3	5	1	6
6	4	2	5	7	3	1
1	6	4	7	2	5	3
5	3	1	4	6	2	7
3	1	6	2	4	7	5
7	5	3	6	1	4	2

3	5	1	4	2
1	3	4	2	5
5	2	3	1	4
2	4	5	3	1
4	1	2	5	3

추리 문제 정답표

186페이지 해답

2	4	1	3	5
4	1	3	5	2
1	3	5	2	4
5	2	4	1	3
3	5	2	4	1

3	1	4	2	5
1	4	2	5	3
4	2	5	3	1
2	5	3	1	4
5	3	1	4	2

2	5	3	1	4
5	3	1	4	2
3	1	4	2	5
1	4	2	5	3
4	2	5	3	1

4	1	6	2	5	7	3
6	3	1	4	7	2	5
1	5	3	6	2	4	7
3	7	5	1	4	6	2
5	2	7	3	6	1	4
2	6	4	7	3	5	1
7	4	2	5	1	3	6

6	4	7	2	5	1	3
2	7	3	5	1	4	6
5	3	6	1	4	7	2
3	1	4	6	2	5	7
1	6	2	4	7	3	5
4	2	5	7	3	6	1
7	5	1	3	6	2	4

190페이지 해답

4	2	5	3	1
2	5	3	1	4
5	3	1	4	2
3	1	4	2	5
1	4	2	5	3

3	1	5	2	4
5	3	2	4	1
1	4	3	5	2
4	2	1	3	5
2	5	4	1	3

1	4	2	5	3
4	2	5	3	1
2	5	3	1	4
5	3	1	4	2
3	1	4	2	5

1	3	5	7	2	4	6
5	7	2	4	6	1	3
3	5	7	2	4	6	1
6	1	3	5	7	2	4
4	6	1	3	5	7	2
7	2	4	6	1	3	5
2	4	6	1	3	5	7

7	2	4	6	1	3	5
5	7	2	4	6	1	3
3	5	7	2	4	6	1
1	3	5	7	2	4	6
4	6	1	3	5	7	2
2	4	6	1	3	5	7
6	1	3	5	7	2	4

◀ 194페이지 해답

5	2	4	1	3
2	4	1	3	5
4	1	3	5	2
1	3	5	2	4
3	5	2	4	1

5	2	4	1	6	3	7
7	4	6	3	1	5	2
3	7	2	6	4	1	5
6	3	5	2	7	4	1
1	5	7	4	2	6	3
4	1	3	7	5	2	6
2	6	1	5	3	7	4

3	5	1	4	2
1	3	4	2	5
4	1	2	5	3
2	4	5	3	1
5	2	3	1	4

3	6	2	4	7	5	1
7	3	6	1	4	2	5
5	1	4	6	2	7	3
1	4	7	2	5	3	6
6	2	5	7	3	1	4
2	5	1	3	6	4	7
4	7	3	5	1	6	2

2	4	1	5	3
4	1	3	2	5
1	3	5	4	2
5	2	4	3	1
3	5	2	1	4

198페이지 해답 ▶

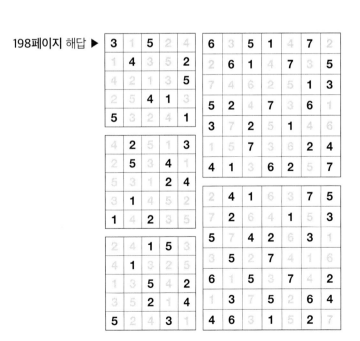

3	1	5	2	4
1	4	3	5	2
4	2	1	3	5
2	5	4	1	3
5	3	2	4	1

6	3	5	1	4	7	2
2	6	1	4	7	3	5
7	4	6	2	5	1	3
5	2	4	7	3	6	1
3	7	2	5	1	4	6
1	5	7	3	6	2	4
4	1	3	6	2	5	7

4	2	5	1	3
2	5	3	4	1
5	3	1	2	4
3	1	4	5	2
1	4	2	3	5

2	4	1	5	3
4	1	3	2	5
1	3	5	4	2
3	5	2	1	4
5	2	4	3	1

2	4	1	6	3	7	5
7	2	6	4	1	5	3
5	7	4	2	6	3	1
3	5	7	1	4	2	6
6	1	5	3	7	4	2
1	3	7	5	2	6	4
4	6	3	1	5	2	7

추리 문제 정답표

◀ 202페이지 해답

1	3	5	2	4
4	1	3	5	2
2	4	1	3	5
5	2	4	1	3
3	5	2	4	1

3	5	2	4	1
1	3	5	2	4
4	1	3	5	2
2	4	1	3	5
5	2	4	1	3

2	5	3	1	4
4	2	5	3	1
1	4	2	5	3
3	1	4	2	5
5	3	1	4	2

4	6	1	3	5	7	2
1	3	5	7	2	4	6
6	1	3	5	7	2	4
2	4	6	1	3	5	7
7	2	4	6	1	3	5
5	7	2	4	6	1	3
3	5	7	2	4	6	1

1	4	2	6	3	7	5
3	6	4	1	5	2	7
6	2	7	4	1	5	3
4	7	5	2	6	3	1
2	5	3	7	4	1	6
5	1	6	3	7	4	2
7	3	1	5	2	6	4

206페이지 해답 ▶

3	1	5	2	4
1	4	3	5	2
5	3	2	4	1
2	5	4	1	3
4	2	1	3	5

5	3	1	4	2
3	1	4	2	5
1	4	2	5	3
4	2	5	3	1
2	5	3	1	4

3	5	1	4	2
5	2	3	1	4
2	4	5	3	1
4	1	2	5	3
1	3	4	2	5

7	2	5	3	1	4	6
5	7	3	1	6	2	4
2	4	7	6	3	6	1
4	6	2	7	5	1	3
6	1	4	2	7	3	5
1	3	6	4	2	5	7
3	5	1	5	4	7	2

3	5	1	6	2	7	4
1	3	6	4	7	5	2
6	1	4	2	5	3	7
4	6	2	7	3	1	5
2	4	7	5	1	6	3
7	2	5	3	6	4	1
5	7	3	1	4	2	6